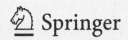
Springer

Unilateral Biportal Endoscopic Spine Surgery:
Basic and Advanced Technique

单侧双通道脊柱内镜技术：
从基础到进阶

主　编　〔韩〕许东华（Dong Hwa Heo）

　　　　〔韩〕孙尚奎（Sang Kyu Son）

　　　　〔韩〕朴哲雄（Cheol Woong Park）

　　　　〔韩〕严金华（Jin Hwa Eum）

主　译　许卫兵

主　审　周　跃　戎利民　肖建如　贾连顺

北京科学技术出版社

First published in English under the title
Unilateral Biportal Endoscopic Spine Surgery; Basic and Advanced Technique
edited by Dong Hwa Heo, Cheol Woong Park, Sang Kyu Son and Jin Hwa Eum
Copyright © Dong Hwa Heo, Cheol Woong Park, Sang Kyu Son and Jin Hwa Eum, 2022
This edition has been translated and published under licence from
Springer Nature Singapore Pte Ltd.

著作权合同登记号　图字：01-2023-1694

图书在版编目（CIP）数据

单侧双通道脊柱内镜技术：从基础到进阶 /（韩）许东华等主编；许卫兵主译 . —北京：北京科学技术
出版社，2023.11（2024.10重印）

书名原文：Unilateral Biportal Endoscopic Spine Surgery：Basic and Advanced Technique

ISBN 978-7-5714-2937-9

Ⅰ . ①单… Ⅱ . ①许… ②许… Ⅲ . ①内窥镜－应用－脊柱病－外科手术 Ⅳ . ① R681.5

中国国家版本馆 CIP 数据核字（2023）第 034447 号

责任编辑： 杨　帆　安致君	**电　话：**	0086-10-66135495（总编室）
责任校对： 贾　荣		0086-10-66113227（发行部）
图文制作： 北京永诚天地艺术设计有限公司	**网　址：**	www.bkydw.cn
责任印制： 吕　越	**印　刷：**	北京捷迅佳彩印刷有限公司
出 版 人： 曾庆宇	**开　本：**	889 mm×1194 mm　1/16
出版发行： 北京科学技术出版社	**字　数：**	300 千字
社　址： 北京西直门南大街16号	**印　张：**	14.25
邮政编码： 100035	**版　次：**	2023年11月第1版
ISBN 978-7-5714-2937-9	**印　次：**	2024年10月第2次印刷

定　价：198.00元

译者名单

主　　译　许卫兵

副 主 译　田大胜　张　伟　卢旭华

主　　审　周　跃　戎利民　肖建如　贾连顺

译　　者（按姓氏笔画排序）

王　翀　新疆医科大学附属第一医院

王乃国　山东省立医院

卢旭华　海军军医大学附属上海长征医院骨科医院

田大胜　安徽医科大学附属第二医院

刘　正　北京大学首钢医院

羊明智　南华大学附属第一医院

祁　磊　山东大学齐鲁医院

许卫兵　海军军医大学附属上海长征医院骨科医院

杨贺军　河南省直第三人民医院

吴　昊　暨南大学附属第一医院

吴永超　华中科技大学同济医学院附属协和医院

吴敏飞　吉林大学第二医院

余可谊　北京协和医院

张　伟　杭州市中医院

胡庆丰　浙江大学医学院附属第四医院

柳　达　中国医科大学附属盛京医院

黄宗强　郑州大学第一附属医院

谢　宁　上海市同济医院

滕红林　温州医科大学附属第一医院

学术秘书　付　豪　杨东方　胡宇童

中文版序 1

随着微创理念的更新及微创器械的发展，微创技术逐渐成为脊柱外科发展的重要方向。近年来，脊柱外科各种微创技术层出不穷，而脊柱内镜技术成为一种更为安全有效的治疗选择。其中，单侧双通道内镜（unilateral biportal endoscopic, UBE）技术是近年来出现并迅速发展的一种新兴微创脊柱手术技术。与单通道脊柱内镜不同，单侧双通道脊柱内镜技术采用观察通道与操作通道分离的模式，观察和操作互不影响，可以使用类常规手术器械，操作更灵活，手术视野全景化且清晰，工作效率高。该手术技术在达到传统开放手术的减压效果的同时，能够减少手术创伤，缩短康复周期，最大限度地降低手术风险，在椎管狭窄和镜下融合及颈椎和胸椎微创手术治疗方面均展现了明显的优势。

原书由韩国 UBE 领域的四位脊柱外科专家领衔，多位活跃于该领域的韩国医生协同编纂，是国际上第一本英文版单侧双通道脊柱内镜专著。许卫兵教授作为国内率先开展此项技术的"三剑客"之一，组织团队将原书翻译成中文版，对国内该技术的发展和规范化普及起到了重要的推动作用。本书介绍了 UBE 技术的手术方法、操作细节、手术适应证和注意事项等，内容全面翔实。本书对广大脊柱外科医生具有非常重要的参考价值，相信读者们将从中获得很多宝贵的知识和经验。

作为多年来工作在脊柱外科临床一线的专家，微创理念和技术是我们一直以来开拓和发展的方向。我相信，在国内同道的不断努力下，UBE技术将得到更广泛的应用，为更多的患者带来康复希望。UBE 技术在脊柱微创外科技术发展中起到了至关重要的作用，令脊柱微创学科焕发蓬勃生机！

我推荐这本书，它能够帮助脊柱外科医生们更好、更快地掌握这一项脊柱微创手术技术。

肖建如

海军军医大学附属上海长征医院骨科医院院长，

全军骨科研究所所长

中文版序 2

得知许卫兵教授主译的《单侧双通道脊柱内镜技术：从基础到进阶》一书即将出版，我甚是欣慰。原书是国际上第一部英文版的单侧双通道内镜（UBE）技术专著，由韩国双通道脊柱内镜领域权威医师通力合作完成，汇聚了众多作者多年的宝贵经验，全面涵盖了 UBE 技术从基础到高级的教程，内容既有广度又有深度，是一本权威的参考书。许卫兵教授也是国内最早开展和推广这一技术的先行者之一，具有丰富的临床经验。许卫兵教授领衔将这本专著翻译成中文，无疑对国内双通道技术的发展和规范化普及起到了重要的推动作用，真可谓适逢其时。

随着微创理念的逐渐深入，手术的微创化、数字化与智能化已经成为现代脊柱外科技术的标志，也是未来脊柱外科技术发展的方向。特别是近些年，微创新理论、新器械、新术式不断涌现，单通道脊柱内镜技术已经把脊柱微创手术推到了一个新高度。而 UBE 的出现克服了单通道内镜下手术视野相对局限、手术操作空间相对狭小、手术效率相对较低、操作难度和学习曲线相对较高的缺点，以其更清晰的持续可视化效果，更灵活的器械操作方式，更易于熟悉的手术操作路径，吸引了广大脊柱外科医生的关注，是微创脊柱外科技术的重要发展。UBE 技术在国内脊柱微创外科领域已呈蓬勃发展之势，这门"为狭窄而生"的脊柱内镜技术，已广泛应用于腰椎、胸椎和颈椎退变性疾病的治疗，从椎间盘突出、椎管狭窄的治疗，到椎间融合术，再到脊柱翻修术，UBE 已经成为治疗当前脊柱退变性疾病的重要微创技术。

衷心祝贺本书的出版。我向广大读者推荐此书，希望更多的脊柱外科医生了解和掌握 UBE 技术。

周　跃

陆军军医大学附属第二医院（新桥医院）主任医师，教授

ISMISS 学会副主席，国际 ESPINEA 协会中国区主席

中文版序 3

在内镜技术迅猛发展的背景下，脊柱内镜技术正在逐渐取代传统的开放手术，并有望成为脊柱外科的主流技术。作为脊柱内镜技术之一的单侧双通道脊柱内镜技术，可以在最大限度地减少对正常解剖结构破坏的基础上，实现安全广泛的病变处理，缩短患者康复所需时间。本书详细介绍了手术开始的精确定位、术中的可靠操作，以及术后并发症的处理。通过阅读本书，脊柱外科医生能够学习到更多的经验，更快地理解和掌握该技术并将其应用于实践。本书的出版符合脊柱外科的发展趋势，本书必将成为脊柱外科医生的基本工具书。

随着单侧双通道脊柱内镜技术在国内外的迅速推广，与其相关的各种会议、文章、讨论、图书等逐渐增多，本书作为国际上第一本英文版单侧双通道脊柱内镜技术专著的中文译本，意义非凡。我十分荣幸接受了许卫兵教授的邀请，参加了本书的翻译工作。相信本书一定可以为各位脊柱外科医生提供巨大的帮助。

再次感谢各位主编和译者为本书的编纂和翻译所付出的努力，祝贺本书顺利出版！

戎利民

中山大学附属第三医院院长，主任医师，教授

中国医师协会骨科医师分会脊柱微创学组组长

中文版序 4

　　数百年来，人们深入地认识了人体解剖结构，解决了麻醉、无菌术、控制出血与输血等难题，促进了外科手术的快速发展。尤其是近两百年来，基础科学的突飞猛进促进了临床医学的飞速发展，人类的许多疾病获得根治的可能性逐渐增加。人体各解剖结构的功能并不相同，为了适应不同形态功能的结构及组织的病变，人们发明了不同的外科技术和手术工具。

　　如同其他专业领域一样，在脊柱外科领域，人们想方设法采用一切可能的技术，力求以最小的创伤获得最好的治疗效果。一直以来，开放手术技术是脊柱外科的主流技术，它也确实解决了许多脊柱伤病的彻底减压、稳定性及平衡重建问题，造福了大量患者。但是这种术式造成的创伤相对较大，内固定融合手术在重建稳定性的同时也牺牲了脊柱相应节段的活动度。

　　近年来，脊柱外科各种微创技术层出不穷，脊柱内镜技术成为一种更为安全有效的治疗选择。该术式的优势是在解除脊柱致压病理因素的同时尽可能少地破坏其结构的稳定性，且不需要做额外融合，最大限度地维持了脊柱的生理状态和功能，具有显著优势和良好发展前景。其中，单侧双通道内镜（UBE）技术是近年来出现并迅速发展的一种新兴微创脊柱手术技术。与单通道脊柱内镜手术不同，UBE 技术采用观察通道与操作通道分离的操作模式，观察和操作互不干扰，可以使用类常规手术器械且操作更灵活，手术视野全景化且清晰，工作效率高；在达到传统开放手术的减压效果的同时，能够更好地保留脊柱的稳定结构，尽可能减少不必要的脊柱融合手术，大大降低了手术创伤，加速康复，最大限度地降低手术风险；在腰椎退变性疾病和镜下融合及颈椎和胸椎微创治疗方面均显示出优越性。

　　《单侧双通道脊柱内镜技术：从基础到进阶》原书的四位主编是韩国的脊柱外科专家，他们在双通道脊柱内镜技术和理论研发上均做了很多开创性的工作，并协同活跃于该领域的韩国医生共同编纂了此书。本书介绍了 UBE 技术的手术方法、操作细节及手术适应证和注意事项等方面的内容，内容全面翔实。本书对广大脊柱外科医生具有非常重要的参考价值，相信读者们能从中获得很多宝贵的知识和经验。

许卫兵教授是我的学生，他攻读博士期间在长征医院接受过系统的脊柱外科专业培训，脊柱外科功底扎实。在临床实践中，他敏锐地发现UBE这项技术的优势，并成为最早去韩国学习该技术的中国医生之一。回国后，他专注于研究和实践这项技术，并在国内与志同道合的伙伴率先推广这项技术，取得了一定的成绩。他们将这本书翻译成中文，这是一件很有意义的事，必将进一步推动国内该技术的发展和普及。

　　我作为长期从事骨科和脊柱外科工作的临床外科医生，在此有必要说明一点：任何一项新的技术的出现都具有一定的局限性，它并不是放之四海皆行的万能的技术，有着严格的适应证，且一项技术永远覆盖不了所有类型的疾病。此外，在一个时代具有先进性、实用性、安全性的技术，以后一定会被更加先进的技术所替代，这是必然的。当然，任何一项新技术的出现，也将受到诸多非议，而真正具有生命力的技术及其理论，一定会在学术争议中逐渐壮大并经久不衰。

　　作为国际上第一部英文UBE技术权威专著的中文译本，本书的内容丰富实用，本书的出版也符合该技术在国内如火如荼的发展趋势。本书对于UBE技术的规范化普及和推广具有重要价值，我推荐同道仔细阅读这本书。

贾连顺

海军军医大学附属上海长征医院骨科医院 主任医师，教授

译者序

满怀期待与欣喜，《单侧双通道脊柱内镜技术：从基础到进阶》一书的中文译本得以在国内面世。原书是国际上第一本英文版单侧双通道内镜（UBE）技术的专著，其内容丰富且全面、专业而权威，编排由浅入深，令读者爱不释手。原书的四位主编是韩国乃至国际上UBE技术领域的开拓者和领军人物。我非常荣幸受原主编的委托，作为本书主译来完成这项很有纪念意义的工作，同时，我也很感谢参与本书翻译工作的各位同道。

回想2016年下半年，我首次在文献中初识这项技术，出于对脊柱微创技术的热爱与职业敏感性，我意识到这项技术潜在的临床价值，便在临床尝试开展这项技术。初期探索实践的过程中，我遇到了不少困难，带着问题，2017—2018年，我两度前往韩国，逐一拜访韩国已经开展此技术的医生们（其中包括此书的四位作者和JinSung Kim、D.J.Choi）以及Hyeun-Sung Kim、Kang Taek Lim等单/双通道领域著名医生），观摩手术，参加会议，对双通道脊柱内镜技术有了深刻的认识，坚信这项技术一定会在未来的脊柱微创发展中起到重要作用。回国后，我便满腔热忱地全身心投入这项技术的实践中，并在2019年首次在国内骨科界国际学术年会（Chinese Orthopedic Association，COA）上对该技术进行报道。近几年，UBE技术以星火燎原之势，在全国各级医院迅速推广，得到广大医生和患者的认可。

在研学推广这一技术的历程中，知识渊博而豁达的前辈的指导与支持，中青年医生学习时的认真与专注，各地学术交流培训的热烈与真诚，等等，都是令人难以忘怀的。在学习和推广UBE技术的过程中，我也收获了许多珍贵的友谊，从热情传授技术、具有开拓精神的韩国医生，到志同道合的田大胜教授和张伟教授，我结识了越来越多的优秀伙伴，大家互相交流学习、共同进步，每个人都为UBE技术在国内外的推广和发展做出了贡献。如今，UBE技术能够使绝大多数腰椎和部分颈胸椎退变性疾病实现微创化和内镜化治疗，充分体现了该技术的魅力和价值。

星星之火，可以燎原。我们坚信，UBE 技术会成为中国乃至世界范围内未来一段时期最有价值的微创脊柱外科技术之一！

风细柳斜斜，且将新火试新茶。

许卫兵

海军军医大学附属上海长征医院骨科医院 主任医师，教授

他 序

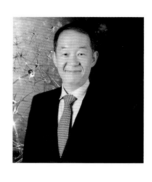

近年来，我们见证了脊柱内镜手术领域卓越的进步和发展，内镜技术正逐渐被广泛应用。衷心感谢引领全球脊柱内镜手术发展的韩国脊柱外科医生们，我很钦佩他们通过这本教材来展现他们对学术成就所付出的努力。单侧双通道内镜（UBE）手术技术被认为是最具创新性的脊柱内镜手术方法，近来一直快速发展，大多数脊柱外科医生都可以轻松应用。作为 Neurospine 杂志的主编，我很自豪地看到 Neurospine 杂志上发表了许多与 UBE 手术相关的论文，帮助 UBE 手术技术成为一种全球通用的外科手术方法。未来，我们将继续努力支持脊柱外科医生在 Neurospine 中发表许多杰出和创新的研究。

再次祝贺 UBE 教科书的出版。

Ha Yoon
延世大学西富兰斯医院神经外科
韩国，首尔

自序 1

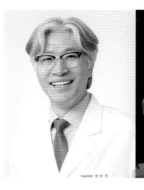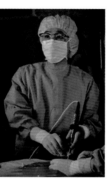

　　大约 20 年前，内镜脊柱外科（ESS）的出现为脊柱疾病的手术治疗带来了新的范式。此后，随着技术和生物医学研究的显著发展，诸多不同的手术入路与器械相继被开发和应用于临床。这要归功于我们的同仁，他们作为各自领域的专家，投入时间和精力进行研究，并将他们的知识和经验慷慨分享。

　　UBE 脊柱手术最近也被纳入 ESS。尽管受到一些质疑，但它已经展示出优异的临床效果和明显改善患者术后生活质量等诸多优势。UBE 手术在某些情况下被证明是非常有效的，且更短的住院时间、更少的术后并发症，近年来在临床上的应用增加，成为重要的治疗方式之一。这本教材的撰写初衷是写给所有想要学习 UBE 手术技术，并希望将其应用于个人实践之中的同仁们。

　　该书可以提供基础的科学理论及手术技巧，因为它已经纳入了 ESS 发展过程中的先进生物医学研究和临床实践结果。我确信这本书是 ESS 的一个里程碑，同时也一定会成为许多人的指路明灯。除了面向初学者外，本书还能为有着良好实践经验的人提供持续的教育。

　　我很荣幸能够参与这一重大项目，并有机会在担任韩国 UBE 研究协会第三任主席的同时，撰写全球第一版的 UBE 手术教科书。在此，我要感谢为本书付出时间和努力的作者们。如果没有主编 Dong Hwa Heo 博士的大力帮助，这本书将无法完成，我向主编致以崇高的敬意与衷心的感谢!

Cheol Woong Park

韩国，大田

自序 2

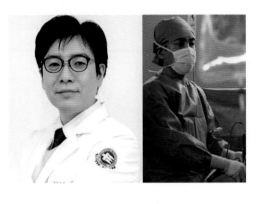

内镜脊柱手术是最微创的脊柱手术，UBE 脊柱手术是内镜脊柱手术的新范式。

虽然内镜脊柱手术的好处是众所周知的，但由于其陡峭的学习曲线，脊柱外科医生学习内镜技术存在困难。另外，由于对内镜脊柱手术的手术解剖不熟悉以及减压可能不彻底，使得开展内镜脊柱手术的尝试更加困难。

UBE 脊柱手术的基础手术技术与显微镜下脊柱手术高度相似。同样地，UBE 手术主要需要后路入路，其解剖方向为脊柱外科医生所熟悉。我相信 UBE 手术是最简单易学的脊柱内镜手术。

近年来，很多脊柱外科医生进行了 UBE 手术，也在世界范围内发表了很多 UBE 手术相关的文章。然而，尚未出版 UBE 手术相关的教科书。为此，韩国 UBE 研究协会邀请了 UBE 手术方面的专家进行了编纂工作。我想写一本聚焦于实际的 UBE 手术的内容务实的 UBE 手术教科书。我们希望韩国 UBE 研究协会出版的这本教科书能给有兴趣学习 UBE 手术的脊柱外科医生带来帮助。同时，我要向编写这些教科书的优秀作者表示诚挚的感谢。

Dong Hwa Heo

韩国，首尔

自序 3

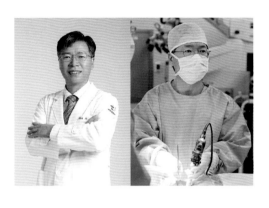

我偶尔会想起我所就读的医学院的一位教授说过的一句话："因为有病人，所以医生才存在。"这句话的意思是，病人的健康和幸福是医生的最优先事项。我要向所有致力于帮助有需要的患者的资深教授表示敬意，同时我始终牢记，现阶段我的最大使命，是站在所有年龄段的前辈的宝贵成果的基础上，去研究和开发更先进的医疗技术。

内镜脊柱手术的优势立足于微创，包括更少的肌肉损伤，这对保持脊柱的完整性至关重要。UBE是单侧双通道内镜的简称，与先前的经椎间孔脊柱内镜手术理念不同。UBE手术是在脊柱的同侧做两个手术通道，一个手术通道用于（内镜）观察，另一个手术通道用于（器械）操作。在UBE手术中，内镜和器械的移动是独立的，所以该手术技术具有开放手术的自由移动性。UBE手术允许脊柱外科医生自由地应用和开放手术一样的手术指征，同时不用担心组织可能损伤过多。UBE手术将开放手术的可及性与内镜相结合，无视野限制与操作限制，同时具有内镜手术的微创性。我相信这种将开放与内镜相融合的UBE手术可以实现"更好的患者照护"。

本人希望，目前的UBE手术技术能够帮助更多有需要的医生和患者，并成为脊柱外科发展史上实现巨大突破的初始动力。我希望这本书能帮助UBE手术技术不断普及，为有需要的脊柱病人提供更好的照护。

Sang Kyu Son

韩国，釜山

自序 4

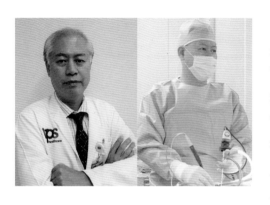

我是 Jin Hwa Eum，非常荣幸地向大家介绍 UBE 手术。Yeung Chul Choi 医生和我于 2001 年 2 月 28 日在 AAOS 上首次观察到 Abdul Gaffar 医生演示 UBE 脊柱手术，这是令人震惊的创新技术，其先进程度超出我们的预料。受到启发，我们讨论并研究了这项技术，试图让手术变得更容易。现在，UBE 手术已经成为最有前途的微创脊柱手术之一。在过去 20 年中，这项手术技术在韩国众多脊柱外科医生的合作下得到进一步发展。本教科书将成为破解内镜脊柱手术复杂迷宫的指南。但最重要的是，我想向所有其他作者，尤其是 Yeung Ghul Choi 医生，以及年轻、有抱负的脊柱外科医生致敬。最后，我衷心感谢所有与外科医生合作并愿意接受这项手术的患者。如果没有大家的不懈努力和奋斗，我们所知的这一 UBE 手术技术就不可能实现。

Jin Hwa Eum

阿联酋，阿莱茵

自序 5

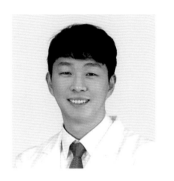 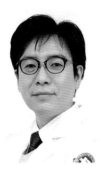 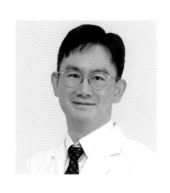

Man Kyu Park   Dong Hwa Heo   Ji Yeon Kim

出版 UBE 教科书

在过去的几年里，"UBE"一直是在所有手术专科的临床与科研成果中占主导地位的关键词。鉴于此，UBE 手术教科书似乎很有价值。我们非常高兴地回顾这本伟大的教科书，该书给人留下了深刻的印象，并对脊柱手术的发展做出了巨大贡献。

我们聚集了 UBE 手术的专家，并以统一的方式展示他们的成果，包括 UBE 手术的适应证、禁忌证，器械、操作方法以及术后并发症等。投稿人的选择是基于各自特定的专长。每个投稿人都获得了描述他们手术技术的机会，而不是只局限于论文或报告的题目；具体而言，他们被要求描述在手术操作过程中实现最佳临床效果，同时避免并发症的手术技术。尽可能保持简单的文本，并尽可能通过易懂的操作图像和视频来帮助理解。

我们要向所有为本书做出贡献并为我们提供了大量新内容的作者表示最深切的感谢。我们衷心感谢施普林格出版社的工作人员，感谢他们优秀的建设性意见和对本书的帮助。

这本书对于每一位正在考虑使用 UBE 手术技术或者已经有了一些经验的脊柱外科医生来说是必备的。我们真诚地希望这本书在脊柱外科的新兴领域进一步推广和普及 UBE 手术的理念。

目 录

第四部分　腰椎椎间融合术

第五部分　颈胸椎病变

第一部分
概　述

第1章　单侧双通道脊柱内镜手术简史

Hee Seok Yang, Choon Keun Park, and Jeong Yoon Park

1.1　引言

内镜的发展促使微创脊柱外科产生了一个子领域，可视化点从外科医生的眼睛或显微镜直接移动到了脊柱病变处[1]。早期的脊柱外科医生通过内镜治疗的是椎间盘突出而不是椎管狭窄，并且能对椎间盘突出进行精准修复，这与传统的开放手术相比，创伤小。除了治疗椎间盘突出，脊柱外科医生现在已经拥有治疗各种脊柱疾病的工具和知识。

当前脊柱外科领域的成果是由大到小和由小到大两个方向发展而来的[2]。医生采用尽可能缩小常规切口和最大限度地减少软组织损伤的脊柱内镜手术去治疗各种脊柱疾病。

经皮单通道脊柱内镜手术是从传统脊柱外科手术发展而来的，单侧双通道内镜（unilateral bioportal endoscopy，UBE）脊柱手术是突破经皮单通道脊柱内镜手术的局限性而发展起来的。本章介绍了 UBE 脊柱手术的历史及其主要的里程碑和挑战，这些成就了"强大的"微创脊柱外科技术。

1.2　历史

1.2.1　UBE 脊柱手术的创新与开创

1996 年，De Antoni 等人发表了第一篇独立

使用两个通道（内镜和器械通道）的技术说明的文章[3]。2 年后，他们描述了标准的关节镜器械在手术中放大、照明和冲洗的过程，并报道了临床结果[4]。Soliman 在 2013 年和 2015 年发表了腰椎间盘突出症和椎管狭窄的手术结果，手术采用的就是与 UBE 非常相似的独立通道手术技术[5,6]。图 1.1 所示的手术技术与如今的 UBE 手术技术非常相似。

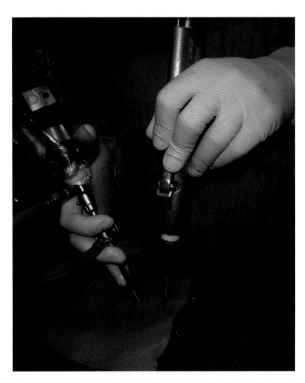

图 1.1　术中图像展示内镜和关节镜骨刀通过两个独立的通道进入。图片来自 Soliman 2013 年和 2015 年的论文

"双通道"一词在 2016 年首次被使用，后来在韩国发表的一篇文章中介绍了"UBE"[7-10]。脊柱外科医生使用 UBE 手术的经验增加促使了创新成果的爆发，这主要发生在韩国。因此，韩国外科医生能够将 UBE 手术应用于各种疾病，如挑战性地从颈椎入路的胸椎黄韧带骨化症[11]，以及相对常见的腰椎管狭窄[9]、远外侧椎间盘突出[12,13]、复发性椎间盘突出[8]、椎间盘炎和脓肿[14]等。双通道入路能够在直视下进行终板准备和椎间孔减压，这对腰椎椎间融合至关重要[15,16]。自 2016 年以来，所有与 UBE 手术相关的主要论文都在韩国发表，这归功于韩国独立的 UBE 手术历史。

在 UBE 手术的各种试验和临床结果的基础上，文献和前瞻性随机对照研究的系统回顾评估了脊柱减压术的可行性[17,18]，并且已有保持水动力稳定的研究报道，这是使 UBE 手术技术成为更为安全的技术的重要一步[19,20]。目前，UBE

手术被认为是最重要的脊柱内镜技术，可以应用于包括融合术在内的腰椎退行性疾病的所有领域，并且可以应用于颈椎疾病。

1.3 韩国 UBE 手术简史

Abdul Gaffar 在 2001 年第 68 届美国骨科医师学会（American Academy of Orthopedic Surgeons, AAOS）上发表了一篇题为《中线硬膜外内镜腰椎间盘切除术》的文章。Young Chul Choi 博士于 2002 年访问了 Abdul Gaffar（图 1.2），并与 Jin Hwa Eum（图 1.3）首次在韩国开展 UBE 脊柱手术。2003 年，Jin Hwa Eum 在日本举行的第 4 届两年一度的韩日脊柱外科会议上发表了关于双通道内镜的文章《内镜下腰椎间盘切除术治疗远外侧椎间盘突出》。2013 年，Eum 博士和另一位韩国 UBE 先驱 Sang Kyu Son 在日本举行的国际微创脊柱外科学会（the

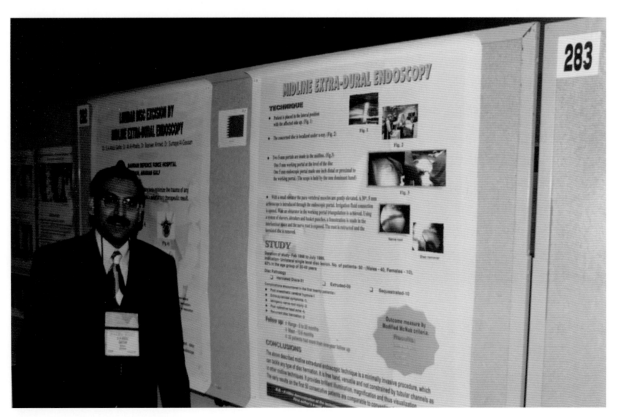

图 1.2　2001 年的 Abdul Gaffar

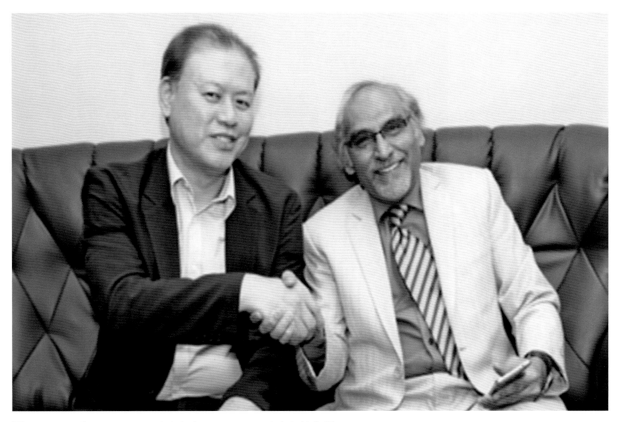

图 1.3　2018 年 Abdul Gaffar（右）和 Jin Hwa Eum（左）的合影

International Society of Minimally Invasive Spine Surgery，ISMISS）上提出"UBE 下节段性椎板成形术治疗腰椎中央椎管狭窄"。2013 年，Sang Kyu Son 在韩国举行的国际椎间盘内治疗学会（the International Intradiscal Therapy Society，IITS）会议上提出"内镜下使用 UBE 进行单侧椎板切开双侧减压术（unilateral laminectomy and bilateral decompression，ULBD）、椎间孔扩大术和椎间孔融合术"（图 1.4）。2013 年由 Sang Kyu Son 牵头的 UBE 手术研讨会（图 1.5、1.6）首次在韩国举办。

韩国专家从 2002 年以来进行了 UBE 手术的独立试验和研究，并从 2013 年以来举行了全面的研究成果展示和相关研讨会。UBE 研究协会于 2017 年成立，通过学术活动为 UBE 手术的发展和普及做出了贡献。UBE 手术在韩国的独特历史背景，促成了韩国与 UBE 手术相关的各种研究尝试。

1.4　UBE 的未来

持续冲洗（优点包括可以止血、冲洗小出血以确定出血源、便于识别显微解剖、易于分离组织层）和器械的发展，使得利用 UBE 的脊柱手术增加了成功率并减少了复发率。UBE 脊柱手术的适应证范围有望变得更广，并可能涵盖所有类型的脊柱退行性疾病。

图 1.4　2013 年，Gun Choi（左，2013 年国际椎间盘内治疗学会主席）和 Sang Kyu Son（右）的合影

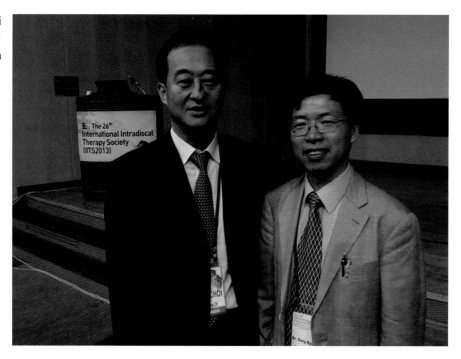

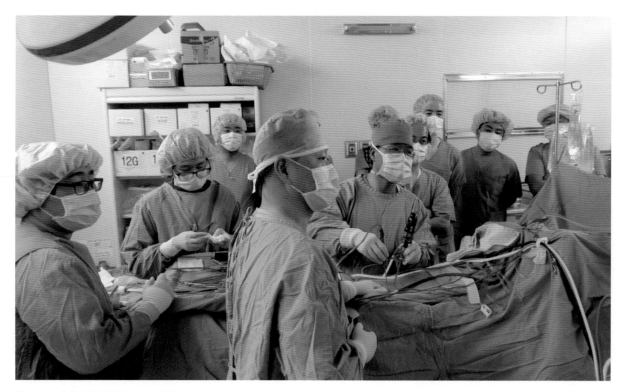

图 1.5　在韩国直播的 UBE 手术

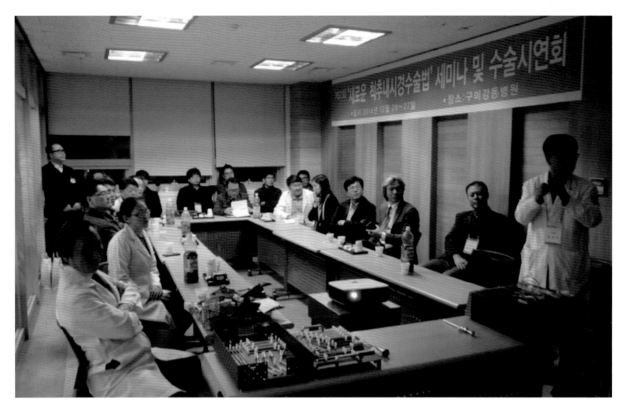

图 1.6　Sang Kyu Son 牵头的首次 UBE 手术研讨会

参考文献

[1] Mayer HM. A history of endoscopic lumbar spine surgery: what have we learnt? Biomed Res Int. 2019;2019:4583943.

[2] Telfeian AE, Veeravagu A, Oyelese AA, Gokaslan ZL. A brief history of endoscopic spine surgery. Neurosurg Focus. 2016;40(2):E2.

[3] De Antoni DJ, Claro ML, Poehling GG, Hughes SS. Translaminar lumbar epidural endoscopy: anatomy, technique, and indications. Arthroscopy. 1996;12(3):330–4.

[4] DeAntoni DJ, Claro ML, Poehling GG, Hughes SS. Translaminar lumbar epidural endoscopy: technique and clinical results. J South Orthop Assoc. 1998;7(1):6–12.

[5] Soliman HM. Irrigation endoscopic discectomy: a novel percutaneous approach for lumbar disc prolapse. Eur Spine J. 2013;22(5):1037–44.

[6] Soliman HM. Irrigation endoscopic decompressive laminotomy. A new endoscopic approach for spinal stenosis decompression. Spine J. 2015;15(10):2282–9.

[7] Choi CM, Chung JT, Lee SJ, Choi DJ. How I do it? Biportal endoscopic spinal surgery (BESS) for treatment of lumbar spinal stenosis. Acta Neurochir. 2016;158(3):459–63.

[8] Choi DJ, Jung JT, Lee SJ, Kim YS, Jang HJ, Yoo B. Biportal endoscopic spinal surgery for recurrent lumbar disc herniations. Clin Orthop Surg. 2016;8(3):325–9.

[9] Hwa Eum J, Hwa Heo D, Son SK, Park CK. Percutaneous biportal endoscopic decompression for lumbar spinal stenosis: a technical note and preliminary clinical results. J Neurosurg Spine. 2016;24(4):602–7.

[10] Eun SS, Eum JH, Lee SH, Sabal LA. Biportal endoscopic lumbar decompression for lumbar disk herniation and spinal canal stenosis: a technical note. J Neurol Surg A Cent Eur Neurosurg. 2017;78(4):390–6.

[11] Park JH, Jun SG, Jung JT, Lee SJ. Posterior percutaneous endoscopic cervical foraminotomy and diskectomy with unilateral biportal endoscopy. Orthopedics. 2017;40(5):e779–e83.

[12] Akbary K, Kim JS, Park CW, Jun SG, Hwang JH. Biportal endoscopic decompression of exiting and traversing nerve roots through a single interlaminar window using a contralateral approach: technical feasibilities and morphometric changes of the lumbar canal and foramen. World Neurosurg. 2018;117:153–61.

[13] Park JH, Jung JT, Lee SJ. How I do it: L5~S1 foraminal stenosis and far-lateral lumbar disc herniation with unilateral bi-portal endoscopy. Acta Neurochir. 2018;160(10):1899–903.

[14] Kang T, Park SY, Lee SH, Park JH, Suh SW. Spinal epidural abscess successfully treated with biportal endoscopic spinal surgery. Medicine (Baltimore).

2019;98(50):e18231.

[15] Heo DH, Son SK, Eum JH, Park CK. Fully endoscopic lumbar interbody fusion using a percutaneous unilateral biportal endoscopic technique: technical note and preliminary clinical results. Neurosurg Focus. 2017;43(2):E8.

[16] Heo DH, Eum JH, Jo JY, Chung H. Modifed far lateral endoscopic transforaminal lumbar interbody fusion using a biportal endoscopic approach: technical report and preliminary results. Acta Neurochir. 2021;163(4):1205–9.

[17] Lin GX, Huang P, Kotheeranurak V, Park CW, Heo DH, Park CK, et al. A systematic review of unilateral biportal endoscopic spinal surgery: preliminary clinical results and complications. World Neurosurg. 2019;125:425–32.

[18] Park SM, Kim GU, Kim HJ, Choi JH, Chang BS, Lee CK, et al. Is the use of a unilateral biportal endoscopic approach associated with rapid recovery after lumbar decompressive laminectomy? A preliminary analysis of a prospective randomized controlled trial. World Neurosurg. 2019;128:e709–e18.

[19] Kang MS, Park HJ, Hwang JH, Kim JE, Choi DJ, Chung HJ. Safety evaluation of biportal endoscopic lumbar discectomy: assessment of cervical epidural pressure during surgery. Spine (Phila Pa 1976). 2020;45(20):e1349–e56.

[20] Hong YH, Kim SK, Hwang J, Eum JH, Heo DH, Suh DW, et al. Water dynamics in unilateral biportal endoscopic spine surgery and its related factors: an in vivo proportional regression and proficiency-matched study. World Neurosurg. 2021;149:e836–e43.

第2章 单侧双通道脊柱内镜手术的基础和概念

Sang Kyu Son, Dong Han Kim, and Hayati Aygün

2.1 所有内镜手术都需要操作空间

1853 年，法国的 Antoine Jean Desormeaux 发明了一种专门用来检查尿道和膀胱的仪器，将其命名为"内镜（endoscope）"，这是该术语在历史上第一次被使用[1]。1868 年，Kussmaul 首先开展胃镜检查[1]。1901 年，Gorge Kelling 首次尝试使用内镜探查腹腔[1]。此后腹腔镜技术取得了很大的进展，这也为机器人应用于腹部手术的发展奠定了基础。1918 年，东京的 Kenji Takagi 教授完成了膝关节关节镜检查，他被认为是第一位开展该技术的医生[2]，关节镜手术现已成为骨科的主要手术之一。脊柱内镜手术始于经皮内镜下椎间盘切除术。Kambin（1973 年）和 Hijikata（1975 年）等人在 20 世纪 70 年代最早尝试了经皮髓核切除术[3]。然而，脊柱内镜手术目前仍不是脊柱外科领域的主流技术。

与其他外科领域相比，脊柱外科的内镜手术起步较晚，其解剖学原因可能是脊柱没有给外科医生提供手术的操作空间[4]。为了获得操作空间，胃镜利用的是胃腔，腹腔镜利用的是二氧化碳注入腹腔获得的潜在腔隙，膝关节镜利用的是解剖学上已经存在的关节腔，而肩关节镜则是在移除肩峰下滑囊后获得的腔外区域进行。在几乎没有解剖学操作空间的脊柱中，Kambin 三角的重要意义在于为内镜手术提供了到达腰椎间盘病变部位的通道[4]。

UBE 脊柱手术是一种内镜辅助下的脊柱手术，需要通过脊柱周围的潜在腔隙建立一系列的操作空间。根据病变部位的不同，可以采用后方入路或经椎间孔入路。孙氏空间（Son's space）是后方入路的重要解剖学操作空间（图 2.1）。脊柱后方存在两个潜在间隙，一个是位于多裂肌两块小肌肉之间的肌束间间隙，另一个是位于多裂肌和椎板之间的含有脂肪和结缔组织的间隙。如果这两个潜在间隙可以转换成无创伤的操作通道和空间，就使得 UBE 脊柱手术既保证了与传统脊柱手术相同的适应证，又实现了脊柱内镜下的微创手术。在经椎间孔入路时，椎间孔周围的填充脂肪和结缔组织的区域也可作为操作空间。

以下是后方入路获得无创伤操作通道和空间的步骤。

（1）检查 C 臂机，拍摄 X 线正位片。

（2）在 C 臂机图像上，初始目标点是棘突和椎板的交界处。

（3）标记操作通道的皮肤切口，大致位于下位椎弓根内侧缘。

（4）标记观察通道皮肤切口，一般位于操作通道头侧 3 cm 处。

（5）两处通道分别切开 1 cm，笔者倾向于

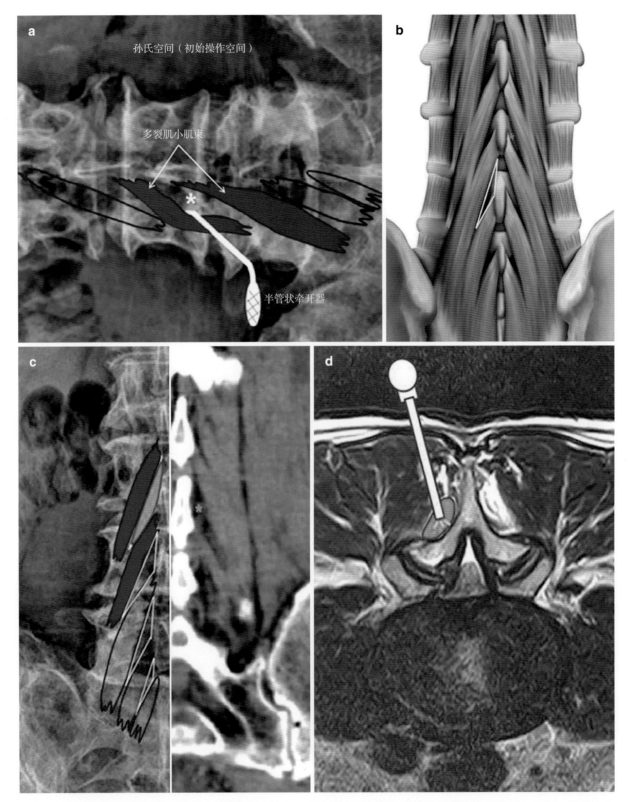

图 2.1　孙氏空间（Son's space）是一个在机械牵拉力和液体静压力两种力的作用下形成的三维操作空间，利用该空间进行手术操作能够减少软组织损伤

横向切口。

（6）C 臂透视下在操作通道内置入扩张器内芯。重要的是，扩张器内芯要无阻力地穿过肌束间间隙。扩张器内芯的方向为从下位椎弓根内侧缘指向棘突与椎板的交界处。上方多裂肌的小肌束在解剖学上附着于下位椎体上关节突（SAP）远端的乳突上，即位于下位椎弓根内侧壁的稍外侧。

（7）置入逐级扩张器建立操作通道，并向内侧至尾侧移动 2~3 次。上述动作能够在多裂肌的肌束间进行分离，从而扩大操作空间，并减少肌肉损伤。

（8）从操作通道取出逐级扩张器，并插入导向器以保持操作通道畅通。

（9）对着初始目标点置入逐级扩张器建立观察通道，最终操作通道和观察通道之间形成三角关系。

（10）沿观察通道置入镜鞘和闭孔器，镜鞘尖端必须直接接触椎板以减少镜头前方的软组织。

（11）移动导向器以去除镜鞘尖端的部分软组织。这个操作被称为"上撸袖子（sleeve-up）技术"。

（12）边观察镜鞘边插入内镜。如果椎板清晰可见，则提示置入位置正确；如果椎板不可见，应使镜头与骨面接触。进入操作通道的神经剥离子有助于移除视野前的部分软组织。

（13）通过操作通道置入专门设计的半管状牵开器，牵开上方的多裂肌小肌束，从而获得更大的操作空间。

（14）检查冲洗用生理盐水的流出情况。

（15）最后，观察到带有部分脂肪和结缔组织的椎板。椎板上方的空间为初始操作空间。去除部分骨质后，能够获得更清晰和宽阔的空间，这才是真正的操作空间。

2.2　UBE 手术用液体而非气体介质

在开放手术中，通过清除软组织（包括肌肉、脂肪和其他组织）和自动牵开器的多次牵拉来获得手术空间，并使手术空间充满空气。由于空气填充手术空间不会造成影响或并发症，因此外科医生认为空气不是一种重要的临床因素。脊柱内镜手术是一种液体介质手术，类似于使用生理盐水冲洗的关节镜手术。UBE 手术的理念与关节镜手术相似。在 UBE 手术中，需要在脊柱的同一侧建立两个手术通道：一个是观察通道，另一个是操作通道。冲洗的生理盐水从观察通道进入，并通过操作通道排出（图 2.2）。生理盐水的持续冲洗和保持循环是成功实施 UBE 手术的关键因素。

虽然 UBE 手术的理念与关节镜手术相似，但二者的解剖结构和解剖环境却有很大的不同。因此，对于初学者而言，了解膝关节和脊柱的解剖学差异至关重要，这有助于预防液体相关并发症。膝关节有密闭的腔隙，而脊柱没有足够的空间，因此，UBE 手术应使用人为获得的操作空间。但 UBE 手术中人为构建的空间并没有包膜，其边界非常接近硬膜且中间没有分隔的结构。在更好地了解解剖差异之后，进行 UBE 手术时还应注意控制生理盐水的压力，以免对神经系统产生不良影响。另一点需要记住的是，与皮肤到膝关节腔的距离相比，从皮肤到椎板的解剖距离要大得多。因此，如果冲洗用生理盐水的流出不是很顺利，会导致静水压力较高，发生并发症的风险就会增高。为了从根本上预防流体介质手术并发症的发生风险，推荐规范化使用专门设计的半管状牵开器。它作为控制装置，能够保证生理盐水的流出并维持操作空间内的压力。

最佳静水压为 30~50 mmHg，压力可根据灌注的生理盐水袋与操作空间之间的距离而变化。

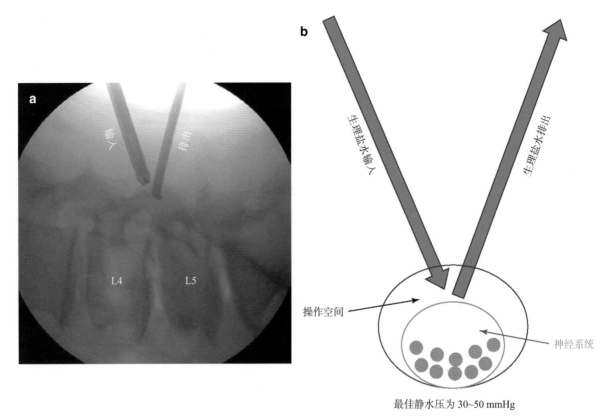

图 2.2　UBE 手术用液体介质，通过观察通道输入冲洗用生理盐水，通过操作通道排出。操作空间的最佳静水压为 30~50 mmHg。C 臂 X 线透视图（a）。UBE 手术中液体介质的输入和排出示意图（b）

通常患者的位置是固定的，生理盐水袋的高度决定压力的大小。压力（mmHg）的计算方法是将患者与生理盐水袋之间的距离（cm）除以 1.36［距离（cm）÷1.36＝压力（mmHg）］[5]。笔者更倾向于自然灌注系统而不是压力泵控制系统。

有 3 个主要表现与液体相关并发症相关。第一，硬膜外间隙生理盐水压力过大会影响神经系统，可以导致头痛、颈痛、长节段硬膜外出血、全身麻醉后延迟苏醒、癫痫发作、颅内血肿及视网膜出血而失明等并发症[6,7]。第二，虽然罕见，但在行椎旁入路时可能产生大量腹腔积液。横突间膜和韧带作为背部和腹腔之间的屏障，它的严重损伤可导致大量腹腔积液的产生。第三，患者可能会出现低温症，即体温过低，这是由于长时间使用冷生理盐水引起的。因此，建议使用温生理盐水，与此同时，术中应用加热毯有助于

预防这种并发症。

2.3　UBE 通用系统

2.3.1　手术室设置（图 2.3）

（1）手术团队：外科医生、助手、器械护士、巡回护士、麻醉师和放射技师。

（2）设备：内镜系统（内镜、摄像头、电缆和显示器）和磨钻系统，C 臂和显视器，射频系统，冲洗用生理盐水和支架，手术台，麻醉设备和显示器。

2.3.2　手术相关设置

2.3.2.1　麻醉

所有常见的麻醉方法，如局部麻醉、硬膜外麻醉、腰麻和全身麻醉都可以用于 UBE 手术。

图 2.3　笔者所在医院手术室的基本设置示意图。A：术者医生；B：助手；C：器械护士；P：患者；O：手术台；a：内镜和磨钻系统；b：C 臂显示器；PC：计算机；RF：射频系统；M：器械台；麻醉：麻醉设备和显示器

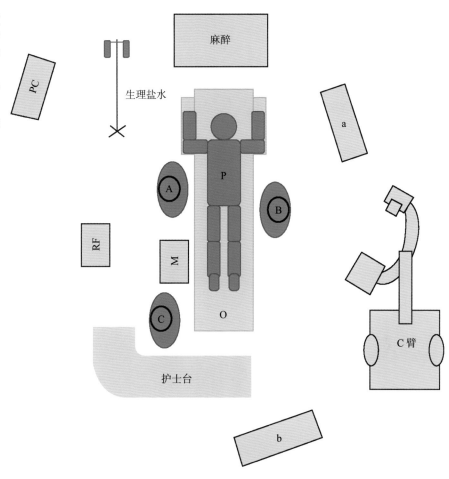

在实际工作中，全身麻醉或局部麻醉联合镇静剂（咪达唑仑或右旋美托咪啶）最为常用。

2.3.2.2　体位

一般采用俯卧位。开放手术常用的膝胸卧位会增加腹部压力，容易引起硬膜外出血。因此，笔者通常采用扁平的圆柱型体位垫代替 Wilson 架固定患者。

2.3.2.3　手术单

考虑到 UBE 手术在手术过程中需要用大量的生理盐水进行冲洗，因此需要使用带液体收集袋的脊柱内镜手术包。如果没有准备好的 UBE 专用手术单，可以在术区周围做一个隆起，并用无菌的塑料袋收集用过的生理盐水。

2.3.2.4　手术系统和冲洗用生理盐水连接线的位置

对于右利手的外科医生，术者通常站在患者的左侧。左手即非优势手持镜，所以内镜相关连接线、镜头电缆和冲洗用生理盐水连接线应固定在术者左侧。磨钻系统和射频系统应固定在术者右侧。一根橡胶管连接在磨钻机头上，用于排出使用过的生理盐水；另一根橡胶管连接在射频柄上，用于排出射频放电致热的生理盐水（图 2.4）。

2.3.2.5　冲洗用生理盐水袋

水压对手术的安全和平稳操作至关重要，它可以由重力控制。如果生理盐水袋的高度与术者头部的高度平齐，则生理盐水袋在患者背部上方 50~70 cm，这时的水压为 37~51 mmHg（图 2.5）。

图2.4 手术现场设置图。一根橡胶管连接在磨钻机头上，用于排出所使用的生理盐水和骨屑；另一根橡胶管连接到射频柄上，用于排出射频放电致热的生理盐水

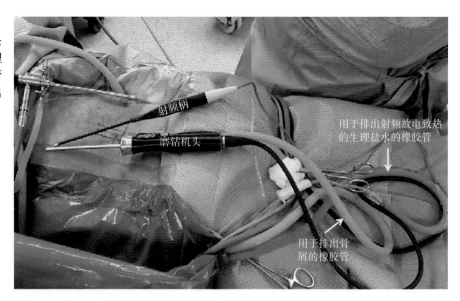

图2.5 水压可由重力控制。O：术者；F：液体袋；P：患者；G：液体袋与术区之间的距离。如果生理盐水袋的高度与术者头部的高度平齐，则生理盐水袋在患者背部上方50~70 cm，这时的水压为37~51 mmHg

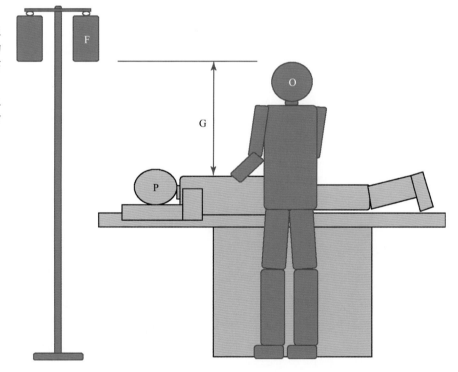

2.3.3　手术工具

2.3.3.1　内镜

最常用的是0°内镜，因为它可以防止任何由镜头成角引起的视觉失真。在某些特殊情况下，如胸椎硬膜腹侧区域，30°内镜可能会有所帮助。

2.3.3.2　磨钻系统

笔者使用的是常用于关节镜手术的带鞘圆头磨钻。然而，当靠近比较敏感的脊髓水平区域时，笔者会应用不带保护鞘的高速磨钻。一个标准的镜下带鞘圆头磨钻可以在助手的配合下有效控制操作空间的水压和骨屑的排出。助手通过挤

压橡胶管来控制生理盐水的流动。当术者应用磨钻时，助手通过弯折管子关闭橡胶管，这有助于增加术区内生理盐水的压力，从而推开软组织和硬膜，获得更大的操作空间（图 2.6）。最终，助手的动作可协助术者安全使用磨钻。当不使用磨钻时，橡胶管应处于打开状态，橡胶管的一端置于地板上的桶中，另一端与磨钻机头相连，利用两者间的重力差将橡胶管内部的骨屑顺利排出。

2.3.3.3　射频系统

射频等离子体是液体环境中凝血和消融非常有效的能量来源。射频放电产生的热量取决于冲洗流速、射频功率和放电时间。一般情况下，术区的温度在 35~95℃[8]。实验结果表明，在大鼠背根神经节和坐骨神经上施加 42℃的射频，在最长 21 天后，未出现任何组织学变化，且所有临床症状均可恢复。然而，80℃的射频会造成永久性的组织损伤[9]。即使是持续的低温加热也会引起低温烫伤，这可能会导致蛋白质变性[10]，因此使用射频可能会导致脊柱肌肉的损伤。通过连接在射频柄上的橡胶管引流温度过高的生理盐水可以降低组织损伤的风险（图 2.4），因此建议多次、短时地使用射频，而不是长时间应用。

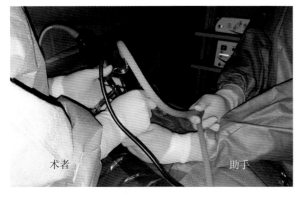

图 2.6　进行 UBE 手术时，术者和助手的配合非常重要。助手一方面通过挤压橡胶管来控制生理盐水的流动，另一方面需手持用于控制水循环的半管状牵开器

表 2.1 是推荐的射频能量参数应用表（基于 Arthrocare® 射频设备）。

表 2.1　射频能量参数应用表（基于 Arthrocare® 射频设备）

治疗部位	能量参数	
	消融	凝血
骨组织以上区域	7	2
硬膜外间隙	3	1
硬膜附近	x	1

2.3.3.4　手术器械

有专门设计的 UBE 手术工具箱，包括建立标准 UBE 手术通道和完成所有手术步骤所需的器械；还有在 UBE 手术中必不可少的可旋转椎板咬骨钳和弧形椎板咬骨钳。

2.3.4　血压

理想的血压（blood pressure, BP）对内镜下无血的视野至关重要。全身麻醉下的最佳收缩压为 90~100 mmHg，局部麻醉下的最佳收缩压为 120~130 mmHg。上述参考值源自笔者大量的个人经验，有待于进一步的随机对照的系统性研究来证实。

2.4　UBE 手术中应充分理解的 8 个基本知识

脊柱外科医生对许多不同的脊柱手术方式有着不同的经验。然而，在大多数情况下，外科医生基于自己有限的知识和经验来理解新的手术技术，因此，外科医生会很自然地回到他们常规的手术方法或只是改良新技术以适应他们的常规手术方式。每一个手术技术都有优缺点，我们应该不断努力去改善其不足。每种手术技术都有其独特的基本知识。在新技术的学习曲线中，应该不断尝试理解和利用新的基本知识。这样做能够保证获得一个始终令人满意的手术结局，并尽量减少并发症发生的可能性。UBE 手术中的 8 个基本知识如下。

2.4.1　单侧双通道内镜

第一次在脊柱内镜中使用"双通道"这一术语的是 20 世纪 90 年代末出现的"双侧双通道入路"，它指的是经皮内镜下腰椎间盘切除术（percutaneous endoscopic lumbar discectomy, PELD）中的经椎间孔区手术入路[11]。UBE 手术将膝关节镜手术中的概念应用于脊柱，这就是为什么 UBE 被简单地解释为双通道系统。UBE 手术在脊柱的同侧（单侧）放置两个通道，一个用作观察通道，另一个用作操作通道（图 2.7）。当这种新的脊柱内镜技术在 2000 年年初开始使用时，笔者有意将其称为"单侧双通道内镜

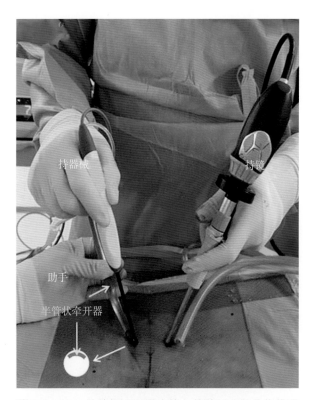

图 2.7　UBE 是单侧双通道内镜。外科医生的非优势手持镜，另一只手持器械。助手在操作通道放置一个特殊设计的半管状牵开器。操作通道中圆圈的一小部分由牵开器覆盖，另一部分可自由移动。因此，UBE 采用半管状系统

（UBE）"，以区别于 PELD 中的"双侧双通道"。

单通道入路的好处在于外科医生使用与开放手术相同的手术路径，双通道内镜的好处在于观察通道中的内镜和操作通道中的器械独立移动。每个通道的设备可独立移动，消除了外科医生受到的视觉和运动限制。

2.4.2　流体介质手术

UBE 手术使用生理盐水冲洗，而开放手术不使用任何介质。在进行 UBE 手术时，操作空间会充满冲洗用生理盐水，这就是为什么它被称为流体介质手术。持续排出生理盐水至关重要，而生理盐水排出的控制可调节操作空间的静水压力，使外科医生拥有清晰的手术视野，以提高手术的安全性。具体请参考 2.2 的部分。

2.4.3　三角关系

内镜的镜头位于其最前方。在 UBE 手术初期，由于种种原因，手术器械不易置于内镜视野中。应当让内镜和手术器械的尖端尽可能靠近，从而形成一个三角形。真正的三角关系是指将器械的末端定位在内镜镜头的正前方（图 2.2a）。如果内镜和手术器械互相交叉，其中一个就会干扰另一个的移动，这种情况被称为"早期三角关系"，应在 C 臂 X 线下进行重新定位。此外，如果内镜不能面对器械的尖端，在内镜视野中就不可能找到该器械，这被称为"开放三角关系"，同样也需要在 C 臂 X 线下进行重新定位。

2.4.4　操作通道的半管状系统

虽然开放手术的视野足够大，没有视觉和运动限制，但它的缺点是破坏性较大。为了克服这一缺点，人们进行了许多微创手术方法的尝试。其中有一个经典的概念是管状系统。显微内镜下椎间盘切除术（microendoscopic discectomy, MED）和 PELD 是人们努力克服开放手术破坏性的代表性案例[12]。

UBE 采用半管状系统。助手将半管状牵开器置入操作通道，以帮助术者放置和移除器械，同时保持生理盐水顺利流出，并将操作空间内的神经系统或软组织拉走，使视野更清晰。操作通道中圆圈的一小部分由牵开器覆盖，其功能与管状系统相同。操作通道的另一部分暴露，没有任何刚性管状装置覆盖，因此，可以获得与开放手术一样的手术器械的自由移动。

半管状牵开器的独特设计还具有其他优点：它的杆上有凹槽，因此可以更好地保证液体流出；通过牵拉多裂肌上部小肌束获得操作空间，起到器械导向的作用，必要时还可以牵拉神经根。

2.4.5　一般为单手手术

在开放手术中，特别是在有风险的解剖空间进行一些精细手术操作时，非优势手支撑主操作手以保证安全。但是在 UBE 手术中，非优势手持镜，优势手操作手术器械。因此，优势手应当在没有任何非优势手支持的情况下进行操作。这就是 UBE 手术被称为单手手术的原因。

无论如何，手术安全最为重要。为了弥补缺少另一只手支持的缺陷，我们需要使用经过改良的手术器械，如钝缘的器械和不同角度的剥离子。同时应在手术技巧上做出相应的改变，例如提升切除黄韧带时分离、提起的手术技巧，以及在敏感的脊髓水平区域手术需确保足够的手术空间并且动作轻柔。

2.4.6　镜头在体内

内镜的镜头置于患者体内，便于直接明确显露病变区域。这在显微镜手术中是不可能的。在椎管对侧、椎间孔区、L5~S1 椎间孔外区和胸椎硬膜腹侧更是如此。

冲洗用生理盐水通过内镜鞘尖端不断流入，其流体压力在一定程度上能够控制出血，并冲洗血肿，从而获得清晰的术野。

2.4.7　可移动的、非固定的镜头

因为非优势手持镜，术者可能会经历镜下术野的抖动，这可以通过将手臂靠近身体来避免。在形成三角形关系的手术中，内镜和手术器械的工作各自独立且彼此相邻，视野开阔是一个优势，但内镜镜头有被高速磨钻和射频电极损伤的风险。为了防止这种情况发生，内镜和手术器械之间应保持一定的距离。此外，内镜尖端的一个很小的移动都会导致手术视野的巨大差异。

2.4.8　手术器械及内镜应做枢轴移动

在开放手术中，术野是开放的，所以移动器械时应考虑水平移动。但在 UBE 手术中，应使用两个入口作为中心枢轴点进行枢轴移动。例如，如果术者计划将器械的尖端向前移动，那么他应该将其他在患者身体之外的器械尖端向后移动。在学习阶段，术者需要花一些时间去适应这种变化。

参考文献

[1] Spaner SJ, Warnock GL. A brief history of endoscopy, laparoscopy, and laparoscopic surgery. J Laparoendosc Adv Surg Tech A. 1997;7(6):369–73.

[2] Jackson RW.A history of arthroscopy. Arthroscopy. 2010;26(1):91–103.

[3] Telfeian AE, Veeravagu A, Oyelese AA, Gokaslan ZL. A brief history of endoscopic spine surgery. Neurosurg Focus. 2016;40(2):E2.

[4] Mayer HM. A history of endoscopic lumbar spine surgery: what have we learnt? Biomed Res Int. 2019;2019:4583943.

[5] Arangio G, Kostelnik KE. Intraarticular pressures in a gravity-fed arthroscopy fluid delivery system. Arthroscopy. 1992;8(3):341–4.

[6] Lin CY, Chang CC, Tseng C, Chen YJ, Tsai CH, Lo YS, etal. Seizure after percutaneous endoscopic surgery-incidence, risk factors, prevention, and management. World Neurosurg. 2020;138:411–7.

[7] Tabandeh H. Intraocular hemorrhages associated with endoscopic spinal surgery. Am J Ophthalmol. 2000;129(5):688–90.

[8] Ahrens P, Mueller D, Siebenlist S, Lenich A, Stoeckle U, Sandmann GH.The influence of radio frequency

ablation on intra-articular fuid temperature in the ankle joint a cadaver study. BMC Musculoskelet Disord. 2018;19(1):413.

[9] Podhajsky RJ, Sekiguchi Y, Kikuchi S, Myers RR.The histologic effects of pulsed and continuous radiofrequency lesions at 42 degrees C to rat dorsal root ganglion and sciatic nerve. Spine (Phila Pa 1976). 2005;30(9):1008–13.

[10] Leach EH, Peters RA, Rossiter RJ.Experimental thermal burns, especially the moderate temperature burn. Q J Exp Physiol Cogn Med Sci. 1943;32(1):67–86.

[11] Kambin P, O'Brien E, Zhou L, Schaffer JL. Arthroscopic microdiscectomy and selective fragmentectomy. Clin Orthop Relat Res. 1998;347:150–67.

[12] Clark AJ, Safaee MM, Khan NR, Brown MT, Foley KT.Tubular microdiscectomy: techniques, complication avoidance, and review of the literature. Neurosurg Focus. 2017;43(2):E7.

第 3 章　单侧双通道脊柱内镜手术的器械及配置

Young Ha Woo, Su Ki Jeon, and Seung Deok Sun

3.1　引言

3.1.1　麻醉及体位

3.1.1.1　麻醉

- 在患者手术区域最头侧节段的上方 1 或 2 个椎节进行硬膜外麻醉。
- 进行硬膜外麻醉的同时，使用咪达唑仑或异丙酚进行镇静，以最大限度地减少手术过程中受到的影响（图 3.1）。
- 如果由于椎板间间隙狭窄而不能进行麻醉，可以在手术区域最头侧的节段上进行麻醉。
- 对于颈椎和胸椎病变患者，手术前可采用全身麻醉。

3.1.1.2　体位

- 患者舒适地俯卧于带 Wilson 支架的标准手术台上（图 3.2）。
- 持续的生理盐水冲洗，需要使用防水手术巾。如果不能使用防水手术巾，可以在普通外科手术巾上贴上切口保护膜以起到防水作用（图 3.3）。
- 术者和器械护士位于患者的患侧，放射科医生在术者的对侧操作 C 臂，巡回护士在患者的尾侧协助手术。麻醉师在患者头侧监测患者（图 3.4）。

- 摄像机、骨刀和射频系统：在 UBE 摄像机系统中，顶部有一个摄像机显示器，底部有一个控制台可连接到 4K 高清视频设备。摄像机系统的下面有一个连接骨刀的控制台、控制水压的设备、内镜磨钻控制器，以及连接射频设备的控制台（图 3.5）。

3.1.2　UBE 器械配置

- 内镜：可在脊柱上使用 0°内镜（图 3.6）。此外，根据术者的偏好，也可以使用 30°内镜，30°内镜有助于椎间孔区的减压。
- 椎板咬骨钳和髓核钳：可使用常规脊柱手术器械。带角度的器械使用起来非常方便。UBE 的优点是能够使用可旋转或弧型椎板咬骨钳（图 3.7a）。髓核钳包括直型髓核钳和弧型髓核钳（图 3.7b）。
- 金刚砂磨钻：防水内镜下磨钻系统，配有金刚砂磨钻，金刚砂磨钻有 2 mm、3 mm、4 mm 和 5 mm 等不同规格（图 3.8）。
- 直型和角度型刮匙，神经根探子：刮匙是一种用来去除黄韧带的器械，探子是一种用来去除中间部分黄韧带或寻找隐藏椎间盘碎片的器械（图 3.9）。
- T 型手柄：用 T 型手柄在椎板上轻轻地剥离肌肉后，可以在肌肉和椎板之间获得一个充满水

图 3.1 麻醉师进行硬膜外阻滞

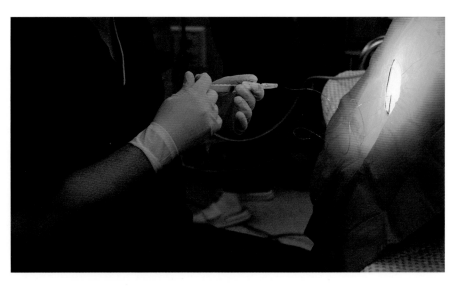

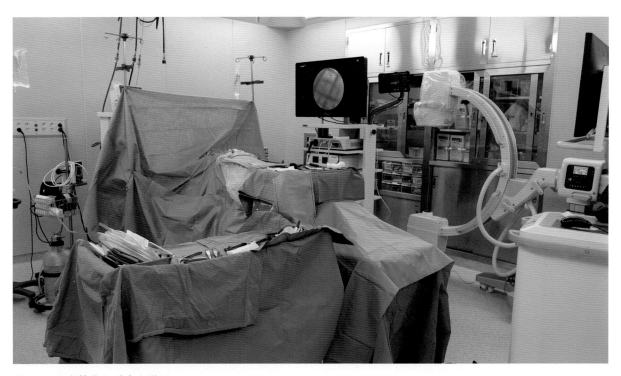

图 3.2 患者体位和手术室设置

的腔隙（图 3.10）。

- 工作套管和内镜拉钩：工作套管用来协助内镜工作并保持冲洗通畅；内镜拉钩的设计灵感来自单通道内镜的仪器，在没有助手的帮助下，术者可用它适当牵拉神经（图 3.11）。

- 逐级扩张器：这是一种在插入工作鞘管之前逐级获得肌肉内空隙的器械，在使用 T 型手柄后逐级插入（图 3.12）。

- 神经根拉钩：常规的神经根拉钩经过改良后可在内镜下使用，长度略长，尺寸可变。还有一种特殊拉钩，可以在脊柱融合手术中安全地植入融合器，也可应用于椎间盘手术（图 3.13）。

- 神经剥离子：可延长常规脊柱手术中使用的剥离子，使其更适用于内镜手术（图 3.14）。

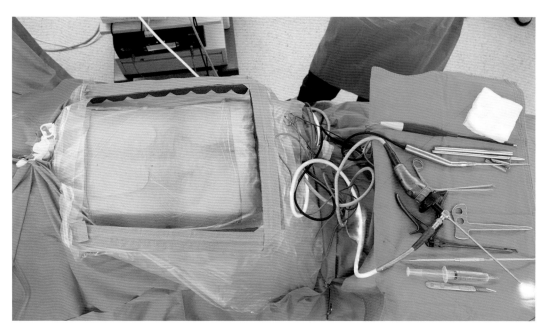

图 3.3　左侧 L4~L5 入路，防水铺巾

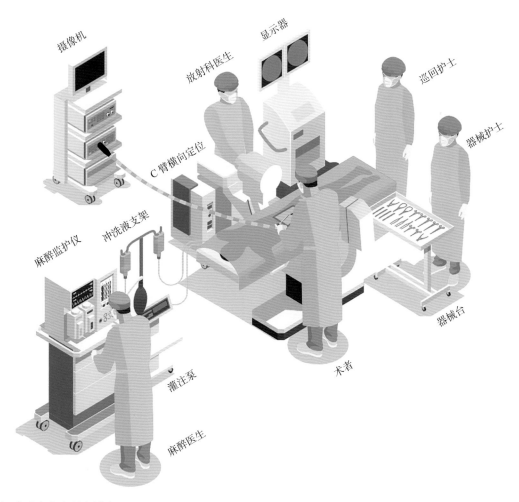

图 3.4　标准手术室人员和设备

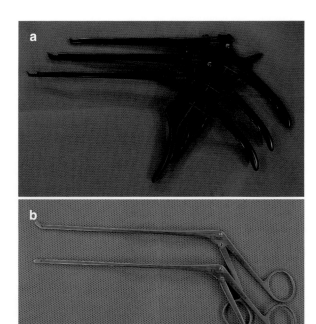

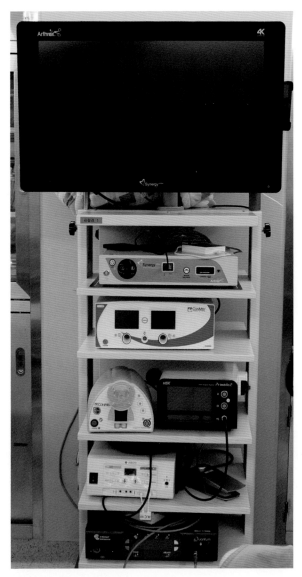

图3.7　椎板咬骨钳（a），直型髓核钳和弧型髓核钳（b）

图3.5　摄像机显示器、控制台等

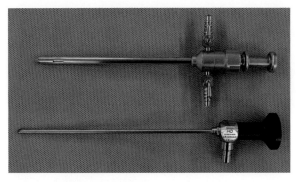

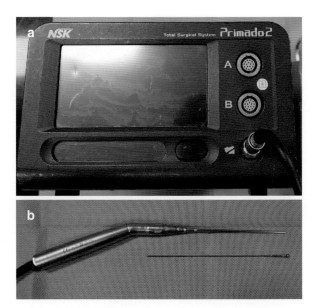

图3.6　0°内镜和工作鞘管

图3.8　防水内镜下磨钻系统（a），手柄和金刚砂磨钻（b）

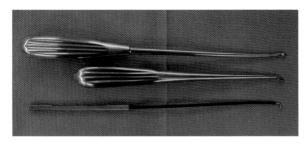

图 3.9　直型和角度型刮匙，神经根探子

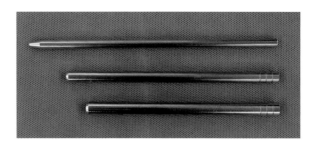

图 3.12　逐级扩张器

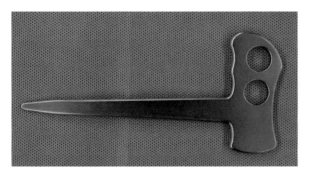

图 3.10　T 型手柄

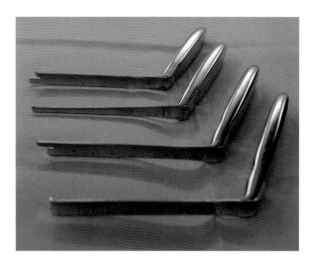

图 3.13　神经根拉钩

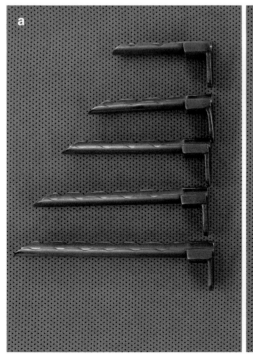
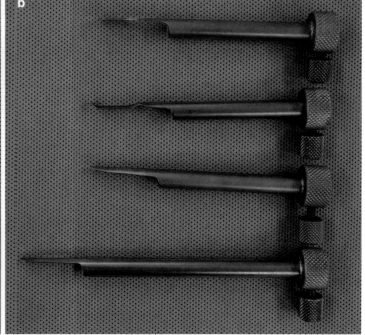

图 3.11　工作鞘管（a）和内镜拉钩（b）

- 铰刀、植骨漏斗和植骨棒：铰刀是一种在植入融合器之前帮助处理椎间盘的器械。植骨漏斗和植骨棒用于在植入融合器之前放置人工骨（图3.15）。
- 射频电极：射频电极有90°、30°和球型等。90°射频电极是UBE手术中首先被使用的，用于创造腔隙（图3.16）。30℃射频电极对于椎间盘的消融非常有用（图3.17）。球型射频电极在烧灼椎间盘周围小血管和脂肪组织周围混杂的血管时非常有用（图3.18）。

3.1.3 初始设置后的启动过程

这是UBE系统准备就绪后早期开始的画面。如果术者确定了手术节段，创建了操作通道和观察通道，并看到了有水进出，就可以进行手术（视频3.1）。

视频3.1

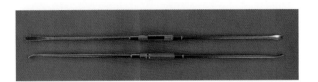

图3.14 神经剥离子

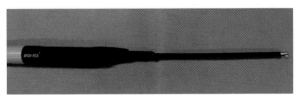

图3.16 90°射频电极

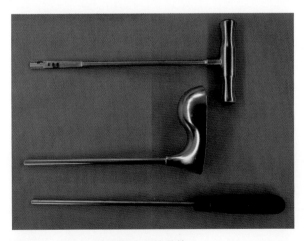

图3.15 铰刀、植骨漏斗和植骨棒

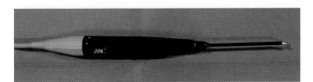

图3.17 30°射频电极

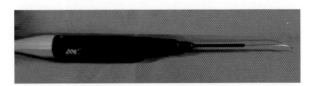

图3.18 球型射频电极

第4章　单侧双通道脊柱内镜手术治疗腰椎间盘突出症

Seung Kook Kim, Seong Yi, and Jeong Yoon Park

4.1　引言

腰椎间盘突出症（herniated lumbar disc，HLD）是引起腰腿痛的常见疾病。HLD发病初期采用保守治疗方法，包括使用镇痛药物、物理治疗以及硬膜外注射类固醇等。然而，当保守治疗无效，特别是神经症状与影像学检查相符合时，可以考虑施行腰椎间盘切除手术[1]。从1970年开始，显微镜下椎板切除术与椎间盘切除术被视为治疗HLD的金标准；然而，近年来随着新型内镜仪器及显像系统的发展，内镜技术的进步使其治疗结果与显微镜下手术效果相似或更优[2,3]。

最近，UBE手术已被用于各种脊柱疾病[4]。与单通道内镜不同，双通道内镜拥有更开阔的视野，且观察通道与操作通道分离。因此，器械可以在更长的距离以及较宽的视野中进行操作，这一独特优势有助于术者在镜下更好地辨认解剖结构及操作。在UBE手术中，内镜与器械的位置是独立且分离的，所以内镜的位置不会影响器械操作。操作通道也可以置入传统的手术器械，如磨钻、骨刀等。使用传统手术器械的优势在于其成本低于单通道内镜器械。此外，相较于传统开放手术，UBE手术对肌肉及骨骼造成的破坏更少[5]。为了加深读者对UBE手术的理解，我们将在下面详细介绍手术过程。

4.2　适应证与禁忌证

UBE手术治疗HLD的适应证与显微镜下椎间盘切除术相似。所有类型的腰椎间盘突出症，包括突出、脱出、游离等类型，以及中央、旁中央、椎间孔区和椎间孔外的椎间盘突出都可以用UBE手术来完成治疗。复发性和钙化性椎间盘突出症以及马尾综合征也包括在UBE手术适应证中[6,7]。伴有狭窄的HLD以前被认为是内镜下椎间盘切除术的禁忌证，但UBE手术可以在有效地实现中央减压后再进行椎间盘切除术，从而使这一诊断成为双通道内镜下椎间盘切除术的适应证[8]。

4.3　特殊器械

手术器械准备与标准UBE椎管狭窄减压术相同。需准备：标准的开放手术操作器械（髓核钳、椎板咬骨钳、探钩、磨钻等）；0°镜头；C臂；冲洗用生理盐水。若需要更宽视野，则可准备12°或30°镜头。必须保证水流的持续性，其中逐级扩张器（图4.1a）、各种工作鞘（图4.1b）和内镜牵开器（图4.1c）是保证水流畅通的必要条件。由于对神经的保护很重要，所以需准备内镜牵开器（图4.1c）或神经根拉钩（图4.1d）。

还需要用于控制出血的各种类型的射频电极（图
4.1e），用于松解粘连的镜下骨膜剥离子（图
4.1f），以及各种角度的骨刀和骨凿。此外，内
镜专用高速磨钻是良好的工具，但普通的磨钻
（如 Midas Rex®）也能满足需求。

4.4　麻醉与体位

　　根据医院具体情况及患者自身状况可选择硬
膜外麻醉、脊椎麻醉或全身麻醉。可将患者置
于脊柱床或 Wilson 架，同时将 C 臂置于前后方

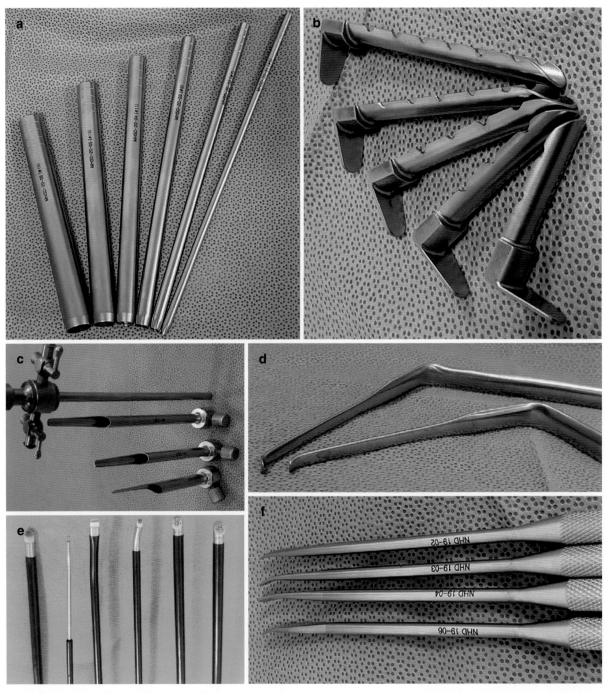

图 4.1　单侧双通道脊柱内镜下椎间盘髓核切除术专用器械。逐级扩张器（a）、连续冲洗用工作鞘（b）、内镜牵开器
（c）、神经根拉钩（d）、射频电极（e）、骨膜剥离子（f）

向进行水平透视（图 4.2a）。使用防水手术巾，手术巾距离切口至少 10 cm。最近，厂商开发了一种用于 UBE 手术的特殊铺巾，使用方便（图 4.2b、4.2c）。

4.5　手术步骤

4.5.1　皮肤标记和切口

从前后位透视确定手术的节段以及解剖标志。存在腰椎骶化或骶椎腰化时，侧位定位有助于最终确定节段。通常，操作通道平对椎间隙，观察通道距离操作通道 2~3 cm。然而对于肥胖、高节段椎间盘或生理曲度前凸过度患者，可能需要调整此距离。对于右利手外科医生，左侧入路的观察通道位于头侧 2~3 cm 处，右侧入路的观察通道位于尾侧（图 4.3a、4.3b）。与单纯型椎间盘突出的部分去除不同，完全的椎间盘切除术的器械入口应根据椎间盘间隙角度仔细斟酌后再做决定。应评估术前放射学图像以确定该角度（图 4.3a、4.3b）。因此，首先确定操作通道，然后确定观察通道。两个入口应至少相距 2~3 cm，以防止镜头与器械相互干扰（图 4.3c、4.3d）。横向或纵向切口都是可行的，但在椎弓根内缘线上做纵向切口进行对侧减压更为便利。

4.5.2　双通道的建立

为了盐水出入通畅，切口直径应至少达 0.7 cm。由于肌肉与筋膜的剥离，横切口更有利于水流通畅。为此，需要逐级扩张或用骨膜剥离子充分分离肌肉。可以使用 3000 ml 生理盐水，距离操作空间上方约 100 cm（100 cmH$_2$O 的压力），或者使用自动注水器。在手术中水压应小于 23 mmHg[9]。如果因为出水不畅或积血导致视野模糊，需再次扩张或用骨膜剥离子再次剥离肌肉、筋膜。肥胖或强壮的青年男性因其软组织较多，需要更充分地建立通道，并可使用工作鞘

（图 4.1b）以确保手术中水流通畅（视频 4.1）。

视频 4.1

4.5.3　操作空间的建立

使用肌肉分离器，在上椎板的下缘和下椎板的上缘进行肌肉分离（图 4.4a）。使用射频电凝模式对肌肉进行凝固并使用手术刀去除软组织有助于操作空间的准备。通道建立后的第一步包括根据需要电凝通道入口处的软组织，并在内镜或 C 臂透视下定位射频电凝器的尖端（图 4.4b）。使用椎板咬骨钳或髓核钳去除外层的黄韧带及肥大的软组织，显露切除椎板的标志。在开始椎板切除术之前，应确保足够的水流（图 4.4c）。持续和充足的水流对 UBE 手术至关重要。

4.5.4　椎板切除和黄韧带切除（视频 4.2）

视频 4.2 完整展示了 L4~L5 左侧入路的典型病例。部分椎板切除运用磨钻或骨刀，从中间部位开始，向上寻找黄韧带的游离缘，即黄韧带的起点。确认 L4 椎板下界

视频 4.2

后，用磨钻从下缘开始磨除椎板（图 4.5a），直到露出黄韧带头侧的游离缘（图 4.5b）。然后将黄韧带下缘沿着 L5 椎板上缘游离（图 4.5c），用髓核钳咬除，并寻找硬膜囊及神经根外侧缘。为了避免过度牵拉神经，需要充分切除黄韧带和部分上关节突。从走行神经根的起点开始，将神经根和椎间盘分离（图 4.5e）。

4.5.5　髓核摘除（视频 4.2）

椎间隙位于上关节突的内侧。定位突出的椎间盘（图 4.5e）后，移除髓核（图 4.6a）。在神经根拉钩的保护下，使用髓核钳进一步咬除椎间盘内退变的髓核（图 4.6b）。可以用射频进行止血与纤维环成形。可用印度刀切破纤维环，用髓核钳去除其中的髓核。与神经根拉钩相比，内镜

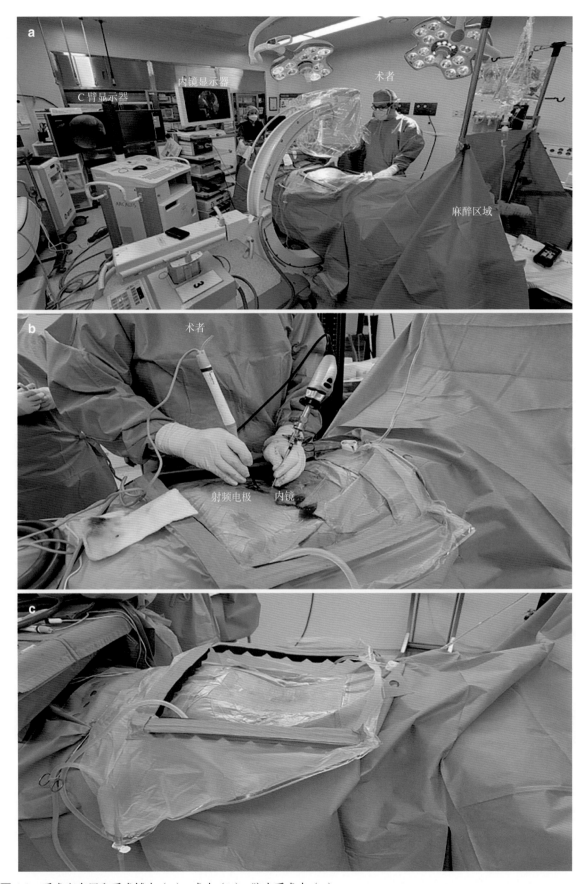

图 4.2　手术室布置和手术铺巾（a），术中（b），防水手术巾（c）

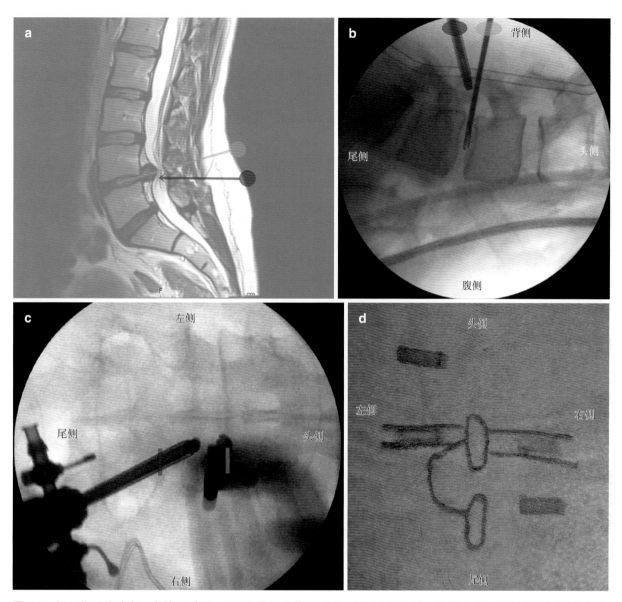

图 4.3　切口位置的确定。术前 T2 加权 MRI 矢状面成像很重要。对于右侧入路，根据术前 MRI 矢状面图像（a）确定操作通道（绿色）和观察通道（蓝色）。正（b）侧（c）位确认手术节段。标记左侧和右侧切口的皮肤。操作通道（绿色）和观察通道（蓝色）应根据入路侧（d）来决定

牵开器可以更有效地保护神经。间歇性牵引和松弛对于预防神经牵引损伤很重要。椎间盘切除术有 4 个部位：同侧肩部（图 4.6c）、同侧腋部（图 4.6d）、对侧腋部（图 4.6e）和对侧肩部（图 4.6f）。根据椎间盘的位置和特点，应选择适当的方法来减少神经牵引损伤。软性椎间盘可以用髓核钳去除，而钙化的椎间盘可以用椎板钳或骨刀切除。对于椎间盘内的减压，可以通过使用髓核钳或射频消融去除椎间盘内髓核来实现，并能

降低复发风险。在充分减压后，可以使用射频进行纤维环成形术。在完成椎间盘切除术后，外科医生必须确认神经根已松弛（图 4.6g）。在本例中，发现了硬膜撕裂（图 4.6g，黑色箭头），并通过直接硬膜修复解决了该问题（图 4.6h）。

4.5.6　切口处理

术后可选择是否置入引流管。如不放置引流管，必须充分止血。缝合前挤压通道周围软组织

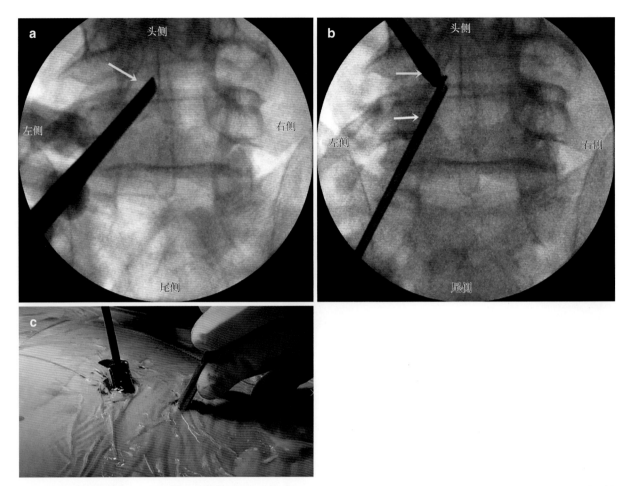

图 4.4 操作通道准备。上位椎板下缘将肌肉分离（黄色箭头，左侧入路）（a）。操作通道（白色箭头）和观察通道（黄色箭头）在椎板（b）上定位。术中水流通畅（c）。操作通道使用半套管

有助于减少局部液体潴留。在内镜引导下插入引流管，防止引流管位于椎板或硬膜囊表面（图4.7a）。用 3-0 丝线缝合皮肤，固定引流管（图4.7b）。我们建议通过操作通道而不是观察通道放置引流管，因为在整个过程中，操作通道的水流是通畅的。

4.6 病例展示

4.6.1 病例 1（左侧腋部入路，视频 4.3）

视频 4.3

一位 37 岁的女性患者因"背部和右下肢放射痛 1 年"就诊。

直腿抬高试验（Straight leg raise test，SLRT）在 30° 为阳性。磁共振成像（MRI）显示 L5~S1 水平有严重的椎间盘左侧突出并向下移位（图4.8）。对于左侧入路，操作通道位于椎间盘间隙水平，观察通道位于操作通道上方 3 cm 处。椎板切除和黄韧带切除的手术方式与上述相同。整个椎间盘切除过程见视频 4.3。去除黄韧带后，游离的髓核位于腋下间隙。取出游离的巨大髓核，然后彻底探查肩部间隙并进行额外的髓核切除。髓核钳用于切除髓核，而射频电极用于纤维环成形。插入引流管，用 3-0 丝线缝合皮肤。术后患者下肢放射痛立即改善，而手术部位的疼痛在术后第 3 天得到缓解。

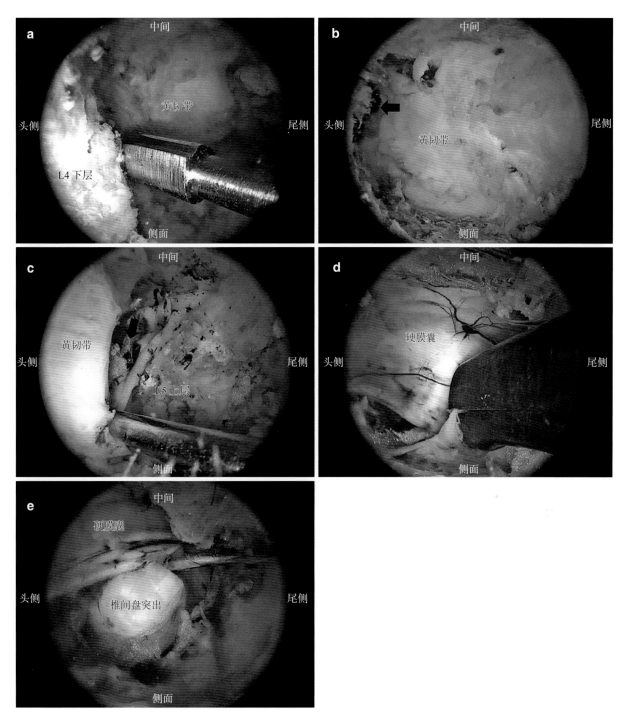

图 4.5　左侧入路 L4~L5 椎板切除和黄韧带切除。确认 L4 椎板下缘后，用磨钻（a）从 L4 椎板下缘开始椎板切除术。进行 L4 部分椎板切除，直到露出黄韧带上游离缘（黑色箭头）（b）。将黄韧带下游离缘（黑色箭头）与 L5 椎板上缘分离（c）。去除黄韧带，确认硬膜囊和神经外侧缘（d）。从走行神经根的起点开始，使用剥离子（e）将神经根和椎间盘分离。完整过程可在视频 4.2 中查看

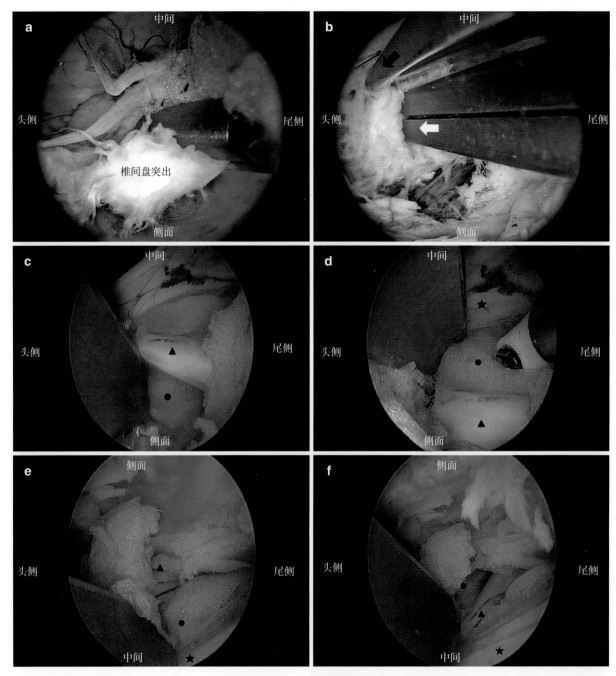

图 4.6 左侧入路 L4~L5 椎间盘切除。定位并切除突出和破裂的椎间盘（a）。确保神经根后用神经根拉钩（黑色箭头）牵拉保护神经，用髓核钳（白色箭头）进行椎间盘切除术（b）。椎间盘切除术有 4 个通道：同侧肩部（c）、同侧腋部（d）、对侧腋部（e）和对侧肩部（f）（三角形为神经根；圆形为椎间盘；五角星为硬膜囊）。根据椎间盘的位置和特点，应选择适当的入路以减少神经牵引损伤发生的机会

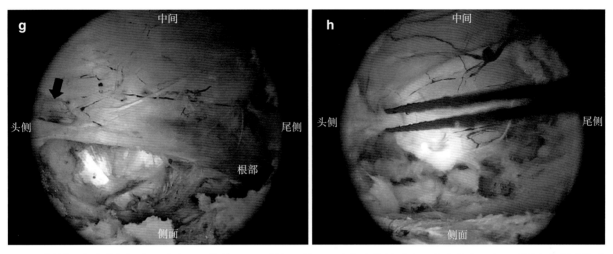

图 4.6（续）　在完成椎间盘切除术后，外科医生必须探查神经压力与完整性（g）。在本例中，发现了偶发的硬膜撕裂（黑色箭头）（g），并通过直接修复硬膜（h）解决。完整过程可在视频 4.2 中查看

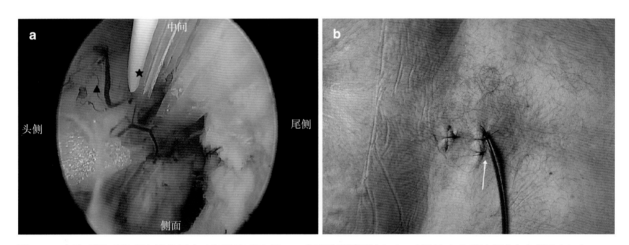

图 4.7　内镜引导下的引流管放置（五角星为引流管；三角形为硬膜囊）（a）。皮肤缝合和引流管（白色箭头）（b）

4.6.2　病例 2（左侧肩部入路，视频 4.4）

一名 43 岁女性患者因"左臀疼痛 6 个月"到门诊就诊。腰部视觉模拟（VAS）评分为 3 分，臀部至下肢为 9 分。左脚踝轻度无力。SLRT 在 30° 时呈阳性。MRI 显示左侧 L5~S1 水平较大的椎间盘向上移位（图 4.9）。对于左侧入路，操作通道放置在椎间盘水平，观察通道放置在操作通道上方 3 cm 处。椎板切除和黄韧带切除的手术方式与上述相同。视频 4.4 中记录了整个椎间盘切除的过

视频 4.4

程。先使用射频显露 L5 椎板的下缘。再充分磨除 L5 椎板，暴露黄韧带的上游离缘，并显露 S1 椎板上缘。使用椎板钳，咬除部分 S1 椎板，从而游离黄韧带下缘。在用钝钩仔细分离后，移除黄韧带，定位并移除向上游离的髓核（图 4.9）。使用钝钩从上方探查椎间盘残余物（图 4.9）。在确认完全移除游离的髓核后，插入引流管并缝合皮肤。术后第 1 天，腰部和下肢的 VAS 评分分别为 4 分和 3 分；术后第 7 天，背部和下肢的 VAS 评分均降至 1 分。

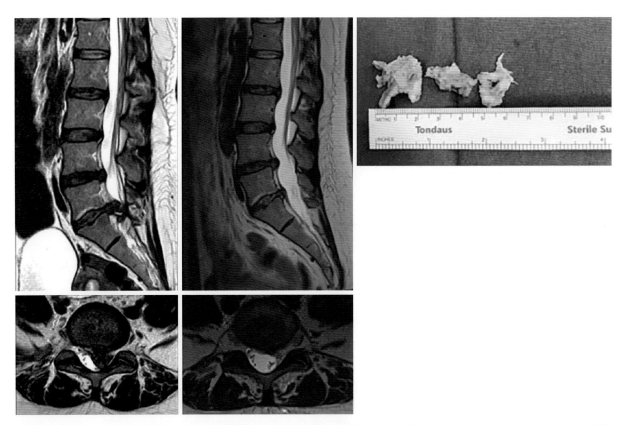

图 4.8　病例 1。MRI 显示左侧 L5~S1 节段有严重的椎间盘突出与髓核游离。从左起：术前 MRI、术后 MRI 和去除的髓核组织

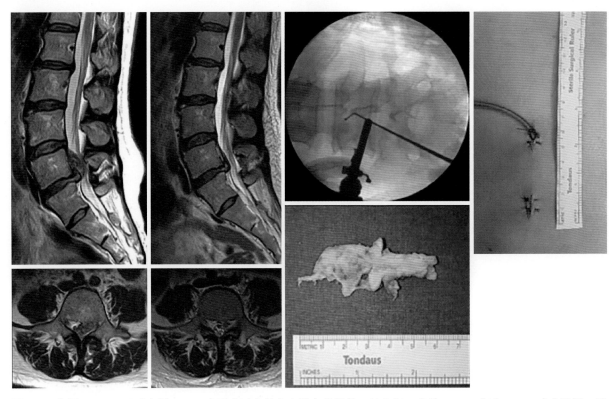

图 4.9　病例 2。MRI 显示左侧 L5~S1 水平有巨大的向上游离的髓核。从左起：术前 MRI、术后 MRI、术中透视、清除的椎间盘髓核与切口

4.6.3　病例 3（左侧入路至对侧减压，视频 4.5）

视频 4.5

一名 71 岁女性患者因"右臀部和腿部疼痛 6 个月"就诊于门诊。臀部到下肢的 VAS 评分为 7 分。右膝轻度无力，30° 时 SLRT 呈阳性。通过物理和药物等保守治疗无效。MRI 显示右侧 L2~L3 椎间盘突出（图 4.10）。椎板切除的方式与上述相同。对于对侧入路，使用骨刀和磨钻在黄韧带中线上进行椎板切除。整个椎间盘切除过程见视频 4.5。在 L2 椎板切除至对侧椎间孔后，将黄韧带切除至 L2~L3 右侧椎间孔的水平，并探查对侧椎间隙。在用拉钩仔细分离组织后，发现并取出向上游离的髓核。用钝钩探查椎间孔上方的间隙，以发现任何椎间盘残留。在确认完全移除移位的椎间盘后，插入引流管并缝合皮肤。3 天后患者出院，下肢 VAS 评分为 2 分。

4.7　并发症及其处理

4.7.1　出血

骨出血可以用骨蜡或射频电凝。小尖端射频（图 4.1e）有助于控制小血管出血。对于血管的弥漫性自发性出血，止血基质（Floseal®）是有用的。因为注入的盐水可能被误认为是手术部位出血，所以在试图控制出血之前，还应检查水流是否通畅。据报道，由于高水压可能会隐藏手术期间的出血，所以使用输液泵可能会增加硬膜外血肿的风险。

4.7.2　牵拉伤和硬膜撕裂

过度牵拉神经和过度松解粘连可导致术后感觉障碍和感觉异常。关于牵开器的选择，我们建议使用内镜牵开器（图 4.1c）。和辅助牵开器相比，内镜牵开器可以避免过度牵拉神经，因为术

图 4.10　病例 3。MRI 显示右侧 L2~L3 水平椎间盘突出。a 为术前矢状位 MRI，白线从上到下分别对应下椎弓根（b）和下终板（c）的横断位 MRI

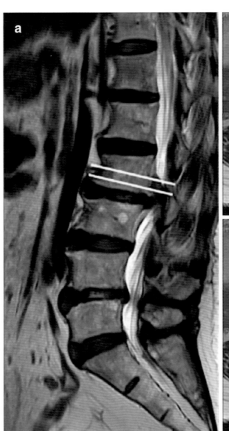

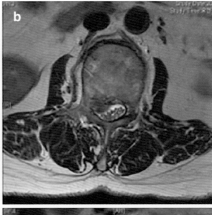

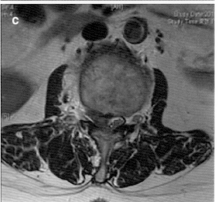

者可以感觉到神经的阻力。然而，即使使用内镜牵开器，也应间歇性释放牵开器张力，以防止神经牵拉损伤。在椎板切除术中，不应过早切除黄韧带，黄韧带是防止器械误伤的重要缓冲带。如果硬膜外间隙已经暴露，则应从硬膜外脂肪上方切除黄韧带，因为隐藏的神经结构可能位于脂肪下方。在去除黄韧带后，建议仅使用射频的电凝模式或低功率（20 W）模式，因为高功率能量会导致神经损伤或硬膜撕裂。如果硬膜撕裂已经发生，应降低水压并确定硬膜破裂的大小。根据损伤的大小，我们可选择观察、纤维蛋白封闭补片、非穿透性夹或内镜下缝合等方式处理（图4.6h，视频4.1）。

4.7.3 学习曲线和要点

UBE 椎间盘切除术需要熟练的神经保护和椎间盘切除操作，这是椎间融合手术的重要前提。在开始椎间盘切除术之前，应重复进行简单的不伴有椎间盘突出的腰椎管狭窄症减压术，进行操作空间建立、椎板切除、黄韧带切除和神经根暴露等技术训练。在学习曲线的早期阶段，识别重要的解剖标志（神经根的起点和椎弓根内侧壁）并使用鉴别染料（靛蓝、胭脂红）加以区分可能会有所帮助。

4.7.4 手术技巧和风险

目前，已有 1 项前瞻性研究[8]和 3 项回顾性研究[3,5,10]报道了椎间盘切除术。这些研究表明，UBE 手术的结果与其他椎间盘切除术相似，但不优越。UBE 手术的优点是术后背痛少，住院时间短；缺点是可能有持续背痛、硬膜撕裂和椎间盘减压不彻底等情况[11]。为了克服这些缺点，我们提供了以下手术技巧。由于水流过大和缺乏内镜手术经验而导致视野模糊，可能导致手术不彻底，并增加围术期风险。充分剥离肌肉、连续扩张通道以及仔细使用射频装置止血是各种 UBE 手术的最重要的步骤。在 UBE 手术

过程中，持续且不受阻碍的水流的重要性无论怎样强调都不为过，上述步骤可以帮助确保这一点。与显微手术和经皮单通道内镜下手术相比，UBE 手术允许不同的工作距离和视角。因此，外科医生应该熟悉内镜的控制。例如，大多数镜头有 2 个控制器：焦点控制和放大控制。在整个过程中，应适当调整两者。椎板切除不充分和器械使用不当可能导致椎间盘切除不全或硬膜撕裂。对于退变不明显的软性椎间盘突出症，有限椎板和黄韧带切除的技术是有益的。然而，对于钙化和退变的游离椎间盘，应切除足够的骨质、完整的黄韧带，并仔细显露所有解剖标志。椎板钳、骨刀和各种内镜牵开器可以降低手术不彻底的风险。如果意外发生硬膜撕裂，在处理硬膜损伤之前，应充分减压和切除黄韧带，然后按计划切除椎间盘。与开放手术不同，脊柱内镜手术由于强大的肌肉屏障，通常不会导致脑脊液漏。椎间盘切除术是一种安全有效的手术。随着更多的UBE 专用器械的开发，以及 UBE 手术各种技巧的提高，对于有合适指征的病例，我们期望通过UBE 手术治疗能够达到更好的结果。

参考文献

[1] Awad JN, Moskovich R. Lumbar disc herniations: surgical versus nonsurgical treatment. Clin Orthop Relat Res. 2006;443:183–97.

[2] Gibson JNA, Subramanian AS, Scott CEH. A randomised controlled trial of transforaminal endoscopic discectomy vs microdiscectomy. Eur Spine J. 2017;26(3):847–56.

[3] Barber SM, Nakhla J, Konakondla S, Fridley JS, Oyelese AA, Gokaslan ZL, et al. Outcomes of endoscopic discectomy compared with open microdiscectomy and tubular microdiscectomy for lumbar disc herniations: a meta-analysis. J Neurosurg Spine. 2019;31:1–14.

[4] Kambin P, Nass. Arthroscopic microdiscectomy. Spine J. 2003;3(3 Suppl):60S–4S.

[5] Heo DH, Lee DC, Park CK. Comparative analysis of three types of minimally invasive decompressive surgery for lumbar central stenosis: biportal endoscopy, uniportal endoscopy, and microsurgery. Neurosurg Focus. 2019;46(5):E9.

[6] Kang T, Park SY, Park GW, Lee SH, Park JH, Suh SW.

Biportal endoscopic discectomy for high-grade migrated lumbar disc herniation. J Neurosurg Spine. 2020;33:1–6.

[7] Choi DJ, Jung JT, Lee SJ, Kim YS, Jang HJ, Yoo B. Biportal endoscopic spinal surgery for recurrent lumbar disc herniations. Clin Orthop Surg. 2016;8(3):325–9.

[8] Choi DJ, Choi CM, Jung JT, Lee SJ, Kim YS. Learning curve associated with complications in biportal endoscopic spinal surgery: challenges and strategies. Asian Spine J. 2016;10(4):624–9.

[9] Hong YH, Kim SK, Hwang J, Eum JH, Heo DH, Suh DW, et al. Water dynamics in unilateral biportal endoscopic spine surgery and its related factors: an in vivo proportional regression and profciency-matched study. World Neurosurg. 2021;149:e836–e43.

[10] Choi KC, Shim HK, Hwang JS, Shin SH, Lee DC, Jung HH, et al. Comparison of surgical invasiveness between microdiscectomy and 3 different endoscopic discectomy techniques for lumbar disc herniation. World Neurosurg. 2018;116:e750–e8.

[11] Kim W, Kim SK, Kang SS, Park HJ, Han S, Lee SC. Pooled analysis of unsuccessful percutaneous biportal endoscopic surgery outcomes from a multiinstitutional retrospective cohort of 797 cases. Acta Neurochir. 2020;162(2):279–87.

第 5 章　椎间孔内和椎间孔外腰椎间盘突出症（椎旁入路）

Ho Jin Lee, Ju Eun Kim, and Dae Jung Choi

5.1　前言

腰椎间盘椎间孔内、外突出症在所有腰椎间盘突出症类型中的占比为 7%~12%。椎间孔型腰椎间盘突出症的椎间盘压迫椎间孔内的神经根并影响其在椎间孔外的走行部分[1,2]。该类型腰椎间盘突出症患者表现的根性疼痛症状较其他类型腰椎间盘突出症严重，也可表现出相对温和的腰部疼痛。这一显著特征的根源在于神经根和背根神经节受到的直接刺激和压迫，而它们在狭窄的椎间孔中对痛觉更为敏感[3]。

对于该类型腰椎间盘突出症的手术治疗，通常采用正中入路或旁正中入路来到达突出压迫部位，再行部分椎板切除或全椎板切除。虽然大多数脊柱外科医生非常熟悉这一入路，但即使采用微创术式也可导致脊柱失稳，因而经常需要额外的内固定措施。后外侧入路，诸如 Watkin 入路或者 Wiltse 的椎旁骶脊肌劈开入路都可以减少对脊柱稳定性的破坏[4,5]。另外，为了实现对神经根的减压，通常需要切除大部分的峡部，从而容易导致峡部骨折。

采用 UBE 的椎旁入路处理椎间孔型腰椎间盘突出症已经被报道，且取得了良好的临床效果[6,7]。该技术克服了早期开放手术、显微内镜以及单通道内镜技术的诸多缺陷，同时具有多项优势：容易到达 L5~S1 病灶，独立移动的操作通道；小关节不稳定的发生率低；视野成像清晰；无需特殊的内镜工具[6]。

5.2　适应证和禁忌证

5.2.1　适应证

- 椎间孔内腰椎间盘突出症。
- 椎间孔外腰椎间盘突出症。
- 复发的椎间孔内、外的腰椎间盘突出症。

5.2.2　相对禁忌证

- 椎间孔型腰椎间盘突出症出合并腰椎退行性滑脱。

5.2.3　禁忌证

- 椎间孔型腰椎间盘突出症合并腰椎节段失稳。
- 椎间孔型腰椎间盘突出症伴腰椎峡部裂型滑脱。
- 合并病理性疾病：脊柱感染、脊柱肿瘤。

5.3　特殊器械

带角度的手术器械能够更加便利地处理椎间孔结构（图 5.1）。将黄韧带的止点从椎间孔深处的关节突内侧分离常需要用到角度型刮匙。去

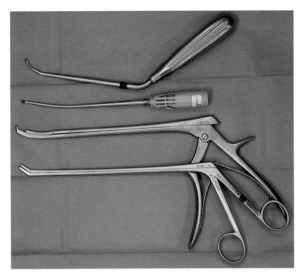

图 5.1　UBE 手术时用到的椎间孔切口工具，从上到下：角度型刮匙、上翘磨钻、上翘椎板咬骨钳、上翘髓核钳

除椎管周围分离下来的软组织时常用到上翘髓核钳。而上翘咬骨钳和上翘磨钻可以有效地磨除和扩大椎弓根下的椎间孔骨性通道。

5.4　麻醉和体位

该手术一般在全身麻醉和硬膜外麻醉下进行。患者采用俯卧位于可透视的手术床上，腹部悬空以减轻腹腔压力，髋关节和膝关节屈曲以便扩大椎间孔空间。

5.5　手术步骤

5.5.1　两个通道的位置

在 C 臂透视机成像的辅助下，在皮肤表面标记手术节段上、下椎弓根和横突的位置。C 臂成像轴线平行于手术节段上位椎体的上终板。通道切口为椎弓根外缘 2~3 cm 与两个横突中线的交点（图 5.2）。当手术节段为 L5~S1 时，通道位置因髂嵴的位置而有所变化：从左侧入路时，左侧观察通道切口位置不变，右侧操作通道切口向内移动 1 cm；从右侧入路时，两个入口均改为距原始入口头侧 1 cm 处。

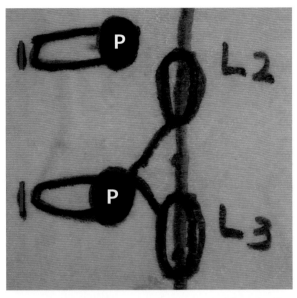

图 5.2　通道位置在椎弓根外缘线 2~3 cm 与两个横突中线的交点，分别做 1 cm 左右纵切口。"P"代表椎弓根位置，红线代表实际切口

5.5.2　建立操作空间

这个手术步骤暴露组成椎间孔出口的椎弓峡部外侧缘、上关节突（SAP）和横突。初学者在建立操作空间之前需在 C 臂透视下将定位导针插入椎弓根峡部确定操作部位。定位导针通过右侧皮肤切口（操作通道）插入，可以帮助术者到达椎间孔的出口（图 5.3）。使用小型骨膜剥离子轻柔地剥离定位导针周围目标椎间孔区，如峡部外缘、上关节突以及横突上的软组织。置入套管后首先将 0° 内镜置入观察通道。内镜组上面连接生理盐水灌注泵，压力设定为 23~30 mmHg，具体压力还可根据术中的术野情况调整。持续的生理盐水冲洗对于控制微小出血和保持术野清晰至关重要。将软组织初步剥离后，使用骨刀和射频电极来处理残留的软组织并止血（视频 5.1）。当椎弓根峡部外侧缘、上关节突以及横突暴露完整后，操作空间准备就绪（图 5.4）。

视频 5.1

5.5.3　椎间孔成形和神经根显露

由于神经根极易受到损伤，故在显露受压的

神经根时必须小心。椎间孔成形有助于神经根的减压和周围软组织（包括黄韧带）的清理，从而保证切除椎间盘前不损伤神经根。峡部外侧缘和上关节突尖端是此项操作的关键解剖标志，可通过磨钻和椎板咬骨钳将二者剥离。先用磨钻将峡部外侧缘和上关节突尖端磨薄，而后用咬骨钳咬除，从而扩大椎间孔的顶部空间（视频 5.2）。椎间孔成形完成后，使用角度型刮匙、上翘椎板咬骨钳和上翘髓核钳将黄韧带从峡部下表面和上关节突上剥离和去除（图 5.1，视频 5.2）。切除黄韧带后完全显露出口神经根，通过椎板咬骨钳、刮匙和磨钻对出口神经根周围进行减压。

视频 5.2

5.5.4　椎间盘切除

视频 5.3

经过对神经根适当的减压操作并使其显露后，确认压迫神经根的突出椎间盘组织。用髓核钳、神经根探钩和刮匙进行椎间盘切除（视频 5.3）。

5.5.5　切口关闭

首先使用射频刀头充分止血后，通过操作通道置入一根引流管。而后拔出镜头和操作器械。随后挤压通道周围软组织将残留的生理盐水排

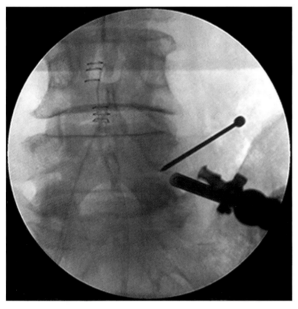

图 5.3　C 臂透视机前后位图像显示一枚定位导针插入椎弓峡部外侧缘，这便于操作通道进入椎间孔出口

图 5.4　内镜成像显示 UBE 椎间孔型腰椎间盘切除前术野内的结构，三角形处是上关节突尖端，圆形处是峡部外侧缘，正方形处是横突

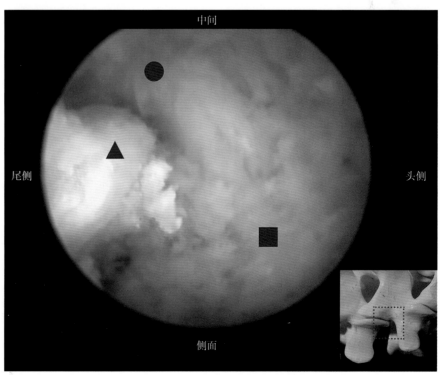

出。最后皮下使用可吸收缝线缝合深筋膜，用皮肤缝合钉缝合皮肤切口。

5.6　病例展示

5.6.1　病例 1

一名 55 岁女性患者，左下肢前侧疼痛明显，伴有神经源性间歇性跛行，前来就诊。术前腰椎 MRI 显示 L2~L3 节段左侧椎间孔型腰椎间盘突出症（图 5.5）。我们使用 UBE 椎旁入路完成了内镜下腰椎间盘切除术（图 5.6）。患者症状在术后立即得到显著改善。

5.6.2　病例 2

一名 66 岁男性患者，左小腿后侧放射痛伴神经源性间歇性跛行，前来就诊。术前腰椎 MRI 显示 L5~S1 节段左侧椎间孔型腰椎间盘突出症（图 5.7）。我们应用 UBE 椎旁入路完成了

内镜下椎间盘切除术（图 5.8）。患者症状在术后立即得到显著改善。

5.7　并发症处理

使用 UBE 椎旁入路完成椎间孔型椎间盘切除术的并发症比较少。

5.7.1　硬膜撕裂

微小的硬膜撕裂（＜1 mm），可以使用胶原蛋白补片覆盖裂口。对于更大的裂口损伤可以选择用非穿透性血管夹处理。

5.7.2　腹部不适伴有腹胀

这一并发症可能是由于 UBE 椎旁入路引起的腹膜后积液所致。大多数病例无需特殊处理即可自然缓解。此外，在手术操作时为了防止生理盐水渗漏到腹膜后间隙，我们推荐生理盐水的灌

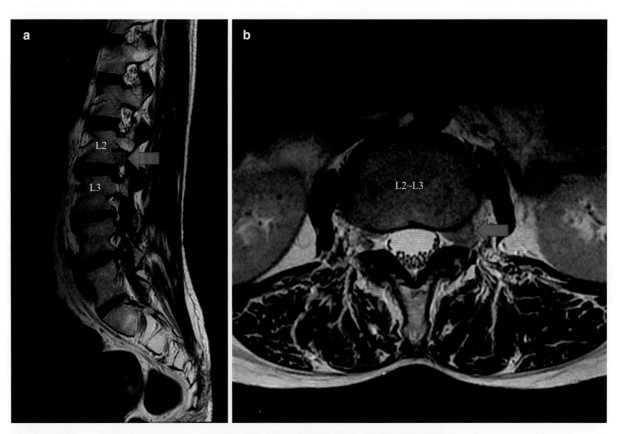

图 5.5　病例 1。术前 MRI 显示 L2~L3 椎间孔内有突出的椎间盘组织。蓝色箭头所指为椎间孔内的突出椎间盘（a、b）

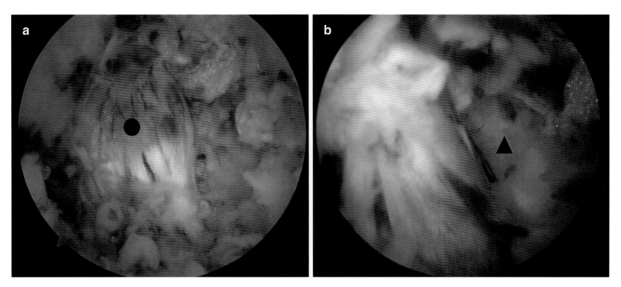

图 5.6　内镜成像显示 L2 神经根的背根神经节受突出椎间盘压迫（a），突出椎间盘组织位于 L2 神经根腋下（b），黑色圆形为背根神经节，黑色三角形为突出的椎间盘

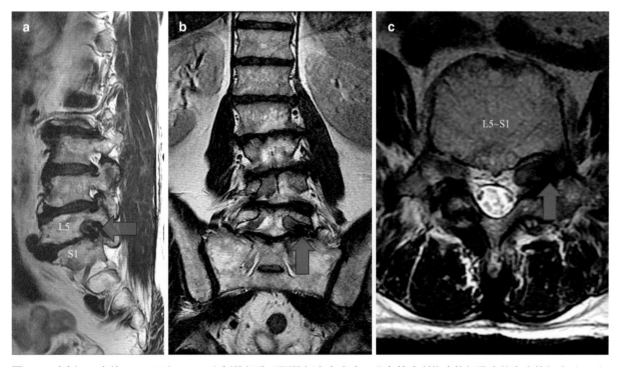

图 5.7　病例 2。术前 MRI 显示 L5~S1 左侧椎间孔型腰椎间盘突出症。蓝色箭头所指为椎间孔内的突出椎间盘（a~c）

注压力控制在 30 mmHg 以内。

5.8　手术技巧和风险

完成一台完整的椎间孔型腰椎间盘切除术需要考虑 3 个关键因素。首先，建立操作空间时需要注意避免损伤上关节突附近的根动脉。其次，

椎间孔成形时应该逐渐切除上关节突尖端，同时需要关注切除上关节突尖端后对椎体稳定性的影响。如前文所述，去除上关节突尖端是处理椎间孔型腰椎间盘突出的必经之路。由于椎间孔成形仅限于上关节突尖端，故不太可能造成术后不稳，但仍需进一步研究证实。最后，在处理椎间孔内突出的椎间盘时，用特殊设计的角度型刮

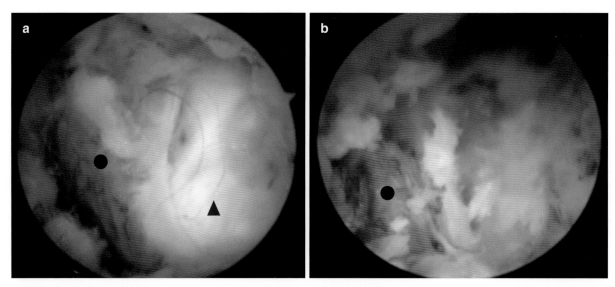

图 5.8　内镜成像显示受突出椎间盘压迫的 L5 神经根（a）和椎间盘切除后的神经根（b）。黑色圆形为 L5 神经根，黑色三角形为突出的椎间盘

匙、上翘椎板咬骨钳和上翘髓核钳会让术者更加得心应手。

参考文献

[1] Abdullah AF, Wolber PGH, Warfeld JR, Gunadi IK. Surgical management of extreme lateral lumbar disc herniations: review of 138 cases. Neurosurgery. 1988;22(4):648–53.

[2] Marquardt G, Bruder M, Theuss S, Setzer M, Seifert V. Ultra-long-term outcome of surgically treated far lateral, extraforaminal lumbar disc herniations: a single-center series. Eur Spine J. 2012;21(4):660–5.

[3] Epstein NE. Foraminal and far lateral lumbar disc herniations: surgical alternatives and outcome measures. Spinal Cord. 2002;40(10):491–500.

[4] Watkins MB. Posterolateral fusion of the lumbar and lumbosacral spine. JBJS. 1953;35(4):1014–8.

[5] Wiltse LL, Bateman JG, Hutchinson RH, Nelson WE. The paraspinal Sacrospinalis-splitting approach to the lumbar spine. JBJS. 1968;50(5):919–26.

[6] Ahn J-S, Lee H-J, Choi D-J, Lee K-Y, Hwang S-J. Extraforaminal approach of biportal endoscopic spinal surgery: a new endoscopic technique for transforaminal decompression and discectomy. J Neurosurg Spine. 2018;28(5):492–8.

[7] Choi D-J, Kim J-E, Jung J-T, Kim Y-S, Jang H-J, Yoo B, et al. Biportal endoscopic spine surgery for various foraminal lesions at the lumbosacral lesion. Asian Spine J. 2018;12(3):569–73.

第6章　单侧双通道脊柱内镜经对侧椎板下入路治疗腰椎间盘突出症

Dong Hwa Heo, Cheol Woong Park, Seong Yi, and Hungtae Chung

6.1　引言

　　UBE 经椎板间入路手术治疗游离型腰椎间盘突出症和上腰椎椎间盘突出症仍具有挑战性 [1]。少数情况下，对于游离型腰椎间盘突出症，需行广泛椎板切除和关节突内侧切除来取出游离的椎间盘。对于上腰椎椎间盘突出症，因其椎板间窗狭小，内镜手术很可能造成峡部和关节突关节损伤 [2,3]。

　　选择 UBE 经对侧椎板下入路手术治疗中央型或侧隐窝型腰椎管狭窄症是一种常见的手术策略。我们经常采用 UBE 手术切除对侧黄韧带实现对对侧走行神经根的减压来治疗中央型或侧隐窝型腰椎管狭窄症。经对侧椎板下入路完成腰椎间盘切除是常规 UBE 对侧减压治疗腰椎管狭窄症的改良术式 [3,4]。中线椎板切除术后，可通过对侧入路进入对侧走行神经根和出口神经根（图 6.1a、6.1b）。经对侧椎板下入路切除腰椎间盘具有如下优点：对椎板破坏小，可保留关节面，能充分显露对侧走行神经根和出口神经根 [4]。经对侧椎板下入路适用于治疗椎间孔型腰椎间盘突出症、游离型腰椎间盘突出症以及上腰椎椎间盘突出症 [1,3-5]。

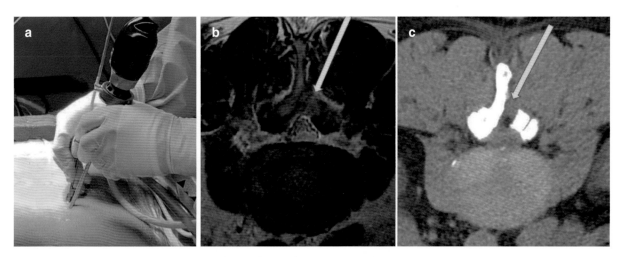

图 6.1　UBE 经对侧椎板下入路的手术示意图。术中操作照片（b）。中线处切开椎板（b、c）

6.2 适应证和禁忌证

关于经对侧椎板下入路行 UBE 手术的适应证，椎间孔型、游离型和上腰椎椎间盘突出症是最佳适应证；中央型或侧隐窝型腰椎管狭窄伴有腰椎间盘突出所致出口神经根和走行神经根同时受压，这是另一个适应证，因为该入路可完成对出口神经根和走行神经根的同时减压。中央型腰椎间盘突出症、椎间盘钙化和纤维环完整的腰椎间盘突出症是禁忌证。

6.3 特殊工具

带弧度、直径 2~3 mm 的椎间孔咬骨钳在切除对侧出口神经根周围的椎间孔韧带时非常有用（图 6.2）。角度型刮匙也有助于对出口神经根的减压。360° 可旋转椎板咬骨钳和角度型刮匙在切除对侧黄韧带和椎间孔韧带时非常实用（图 6.2）。在切除对侧椎间孔内突出的椎间盘时，我们常用小号上翘髓核钳。虽然多种 UBE 入路使用 0 度内镜，但是 12° 或 30° 内镜有助于为术者提供良好的对侧椎间孔区域的视野。

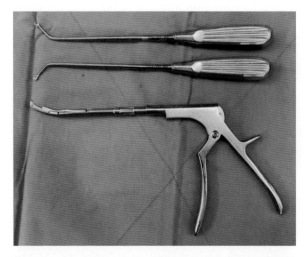

图 6.2 经对侧椎板下入路使用的角度型刮匙和弧型椎间孔咬骨钳

6.4 麻醉和体位

麻醉方式：硬膜外麻醉或气管内插管全身麻醉。

体位：俯卧位，因为俯卧位便于手术工具到达对侧。另外，患者俯卧于 Jackson 手术床或 Wilson 架，以减轻腹腔压力和硬膜外压力。

6.5 手术步骤

6.5.1 建立双通道

双通道切口的建立应根据靶向椎间盘突出的位置进行调整（图 6.3）。对于对侧出口神经根的减压，切除向上游离型椎间盘或椎间孔型腰椎间盘时，双通道切口应稍低于常规通道切口（图 6.3a）。相反，对于走行神经根受压或向下游离型腰椎间盘，双通道切口应略高于常规通道切口（图 6.3b）。改良通道路径可以避免做过多的骨性工作。

6.5.2 骨性工作

首先在脊柱棘突和椎板交界处（中线处）切开椎板（图 6.4a）。如果遇到对侧椎管骨性狭窄或骨质增生时，应先行对侧椎板下的骨性减压，再完成椎间盘切除（图 6.4b）。

如果要切除右侧突出的椎间盘，可以先在双通道下行左侧椎板部分切除。同侧椎板只需切除很小的区域，即可进入对侧（图 6.5）。

虽然椎板被切除的宽度很小，但需要保证上位椎板尾侧部分被切除足够的长度，以便充分显露出口神经根。要切除向下游离的椎间盘组织，先要切除部分上关节突（内侧缘）和对侧下椎板的上部。

6.5.3 切除黄韧带和显露神经根

切除部分对侧黄韧带以显露神经根和突出的

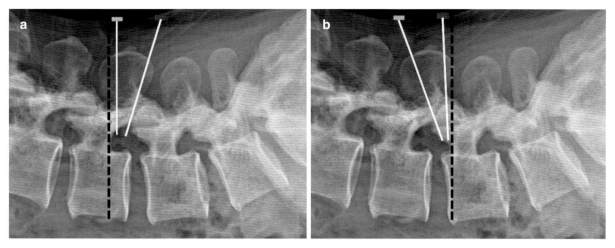

图 6.3　改良双通道路径的位置示意图，从左侧进入，经右侧椎板下对侧入路。若行对侧出口神经根减压，观察通道的位置应低于上位椎弓根下缘（a）。若行对侧走行神经根减压，操作通道的位置应位于下位椎弓根上缘（b）

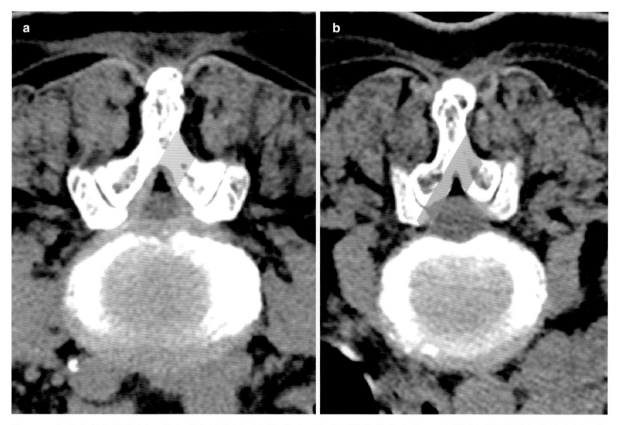

图 6.4　在中线处切除椎板，从左到右的椎板下入路（a）。中央型椎管狭窄症是经对侧椎板下行骨质切除的指征，行骨质切除有助于手术工具到达对侧椎间孔区域（b）

椎间盘（图 6.6a）。中央型或侧隐窝型腰椎管狭窄症需完全切除对侧黄韧带。切除椎间孔韧带有利于显露对侧出口神经根并对其进行减压（图 6.6b）。图中所示对侧出口神经根位于椎间孔韧带下方（图 6.6c）。

6.5.4　切除椎间盘

向内侧牵拉硬膜囊后，很容易探查和显露突出的椎间盘（图 6.5 和 6.6）。用弯钩可钩出突出的椎间盘，再用小号髓核钳或上翘髓核钳取出剩

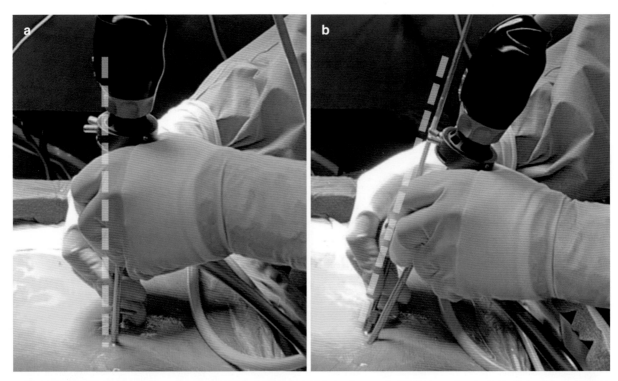

图 6.5　倾斜观察通道和操作通道。中线处进行宽度很小的椎板切除后，通过倾斜双通道，很容易到达对侧。a 为倾斜前。b 为倾斜后

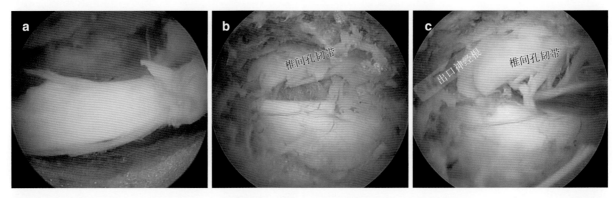

图 6.6　术中对侧黄韧带和椎间孔韧带的内镜图像。切除对侧黄韧带以显露对侧硬膜囊和走行神经根（a）。切除对侧椎间孔韧带以显露对侧出口神经根（b）。出口神经根经过椎间孔韧带下方（c）

余的椎间盘。

6.5.5　止血方法（出血控制）

建议使用直径较小的射频电极，在神经根周围使用射频时需要格外小心。

神经根或椎弓根周围的出血可以用射频探头控制，用明胶海绵填塞或用止血凝胶封堵也是有效的止血方法。术后需留置硬膜外引流管，该引流管通常在术后第 2 天取出。

6.5.6　手术步骤的简要总结

（1）建立改良的双通道。

（2）同侧中线处切开椎板。

（3）部分或完全切除对侧黄韧带。

（4）显露硬膜囊和神经根。

（5）轻度牵拉硬膜囊后切除突出的椎间盘。

（6）止血。

（7）留置硬膜外引流管。

（8）缝合切口。

6.6　病例展示

6.6.1　病例 1：椎间孔内向上游离型腰椎间盘突出症（图 6.7 和视频 6.1）

一名 41 岁女性患者，主诉"左下肢疼痛"，保守治疗无效。专科查体：L3 神经根支配区皮肤感觉障碍。术前 MRI 示：L3~L4 节段左侧椎间孔上方见游离型椎间盘压迫 L3 神经根（图 6.7）。我们经对侧椎板下入路（从右侧向左侧）行 UBE 下腰椎间盘

视频 6.1

切除术（图 6.7）。术后 MRI 示：突出的椎间盘被完全切除，左 L3 出口神经根已充分减压（图 6.7，红色箭头）。术后患者疼痛症状明显缓解。

6.6.2　病例 2：上腰椎椎间盘突出症，向下游离（图 6.8 和视频 6.2）

一名 65 岁女性患者因"左下肢疼痛"就诊。术前 MRI 示：L2~L3 节段腰椎间盘突出症，偏向左侧，游离至 L3 椎体后缘（图 6.8）。我们采用 UBE 技术，经

视频 6.2

对侧 L2~L3 椎板下入路切除游离的椎间盘（图 6.8）。术后 MRI 显示游离的椎间盘已被完全切除，并且患者疼痛明显缓解。

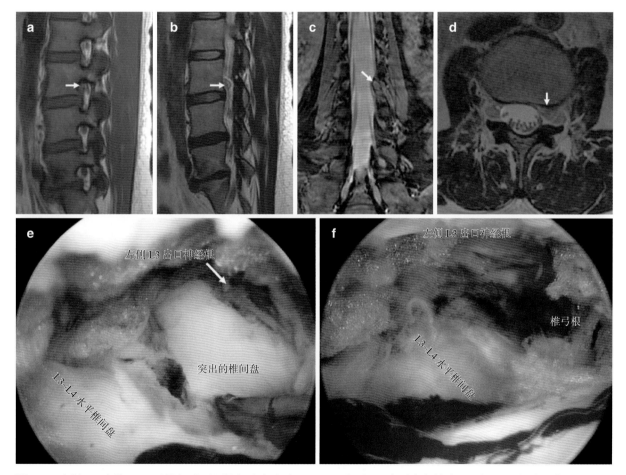

图 6.7　病例 1。术前 MRI 示椎间孔型腰椎间盘突出症，L3~L4 水平，左侧（白色箭头；a 为 T1 矢状位图像；b 为 T2 矢状位图像；c 为 MRI 脊髓造影；d 为 T2 轴位图像）。患者接受了经对侧椎板下入路 UBE 手术（e、f）。突出到椎间孔的椎间盘压迫左侧 L3 出口神经根（e）。切除突出的椎间盘组织后，充分减压松解左侧 L3 出口神经根（f）

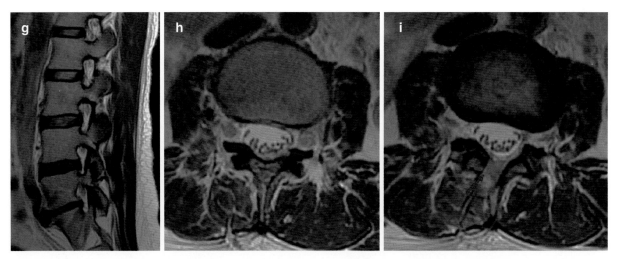

图 6.7（续） 术后 MRI 显示突出的椎间盘已被完全切除（g~i），小而窄的部分椎板结构也已被切除

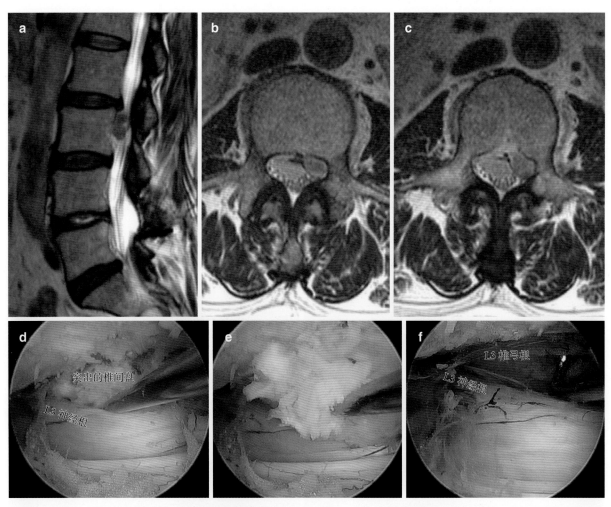

图 6.8　病例 2。 术前 MRI 显示 L2~L3 腰椎间盘突出，偏向左侧，并向下游离移位（a~c）。我们为患者进行了 UBE 手术，从右侧进入，经左侧椎板下切除游离的椎间盘（d~f）。在左侧 L3 走行神经根下发现了突出的椎间盘（d、e）。切除椎间盘后，可以清楚地看到左椎弓根内侧壁（f）

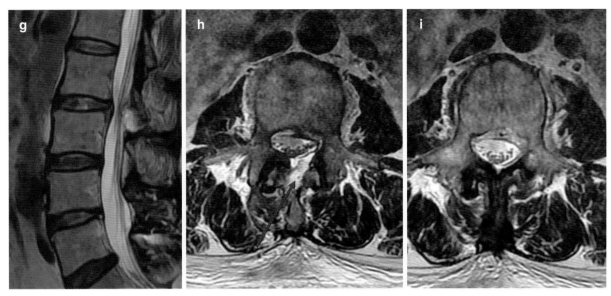

图 6.8（续）　术后 MRI 显示游离的腰椎间盘被完全切除（g~i）。椎板切除区域（h）

6.6.3　病例 3：双根减压，椎间孔内髓核突出伴侧隐窝狭窄（图 6.9 和视频 6.3）

视频 6.3

　　一位 75 岁女性患者主诉"右下肢疼痛麻木伴间歇性跛行"，曾长期接受对腰椎管狭窄症的治疗。近期症状突然加重，伴右下肢放射痛。术前 MRI 示：L3~L4 右侧椎间孔椎间盘突出合并中央型腰椎管狭窄症（图 6.9）。我们从左侧进入经右侧椎板下完成 UBE 手术，切除了 L3 水平游离椎间盘的同时对

L4 神经根进行了减压（图 6.9）。术后 MRI 示，游离椎间盘已被完全切除，并且 L4~L5 节段右侧侧隐窝已充分被减压（图 6.9）。

6.7　并发症的处理

6.7.1　复发性腰椎间盘突出症

　　腰椎间盘突出症术后复发的可能始终存在。对侧椎板下入路手术只是对突出游离型的椎间盘进行切除，并未行椎间盘切开和盘内清理。若患者伴有中央型或包容型腰椎间盘突出症，更合适

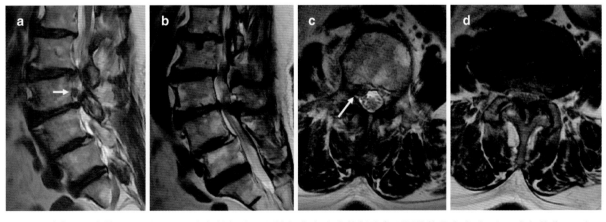

图 6.9　病例 3。术前 MRI 示 L3~L4 右侧椎间孔型腰椎间盘突出症伴侧隐窝型腰椎管狭窄症（a 和 b 为矢状位；c 和 d 为轴位）

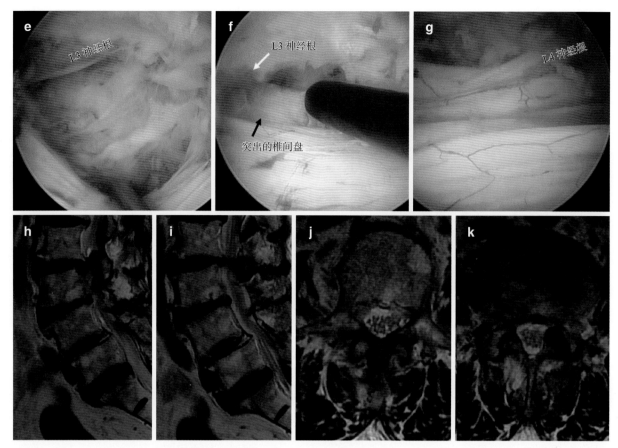

图 6.9（续） 该患者接受了从左侧进入经右侧椎板下入路的 UBE 手术治疗（e~g）。经对侧椎板下入路切除突出的椎间盘（f），L3 和 L4 神经根充分减压（e、g）。术后 MRI 示突出的椎间盘已完全被切除，并且 L3~L4 右侧侧隐窝已充分被减压（h~k）

行同侧椎板切开和椎间盘切除。

6.7.2 破裂型椎间盘切除不彻底

少数病例有多个游离椎间盘碎片的情况，此时需用弯钩或剥离子仔细探查神经根周围是否存在的残余椎间盘组织。术中利用 C 臂透视定位有助于获得最佳减压效果（图 6.10）。

6.7.3 术后硬膜外血肿

硬膜外血肿通常发生在切除突出的椎间盘后。硬膜外出血可通过射频电凝和明胶海绵压迫进行彻底止血。

6.8 手术技巧和风险

对于向上游离型或椎间孔型腰椎间盘突出症，充分切开上椎板可显露黄韧带的近端，有利于切除椎间孔内向上游离的椎间盘，以对出口神经根减压。如合并椎间孔狭窄，则需进行充分的对侧椎板下骨性减压和椎间孔韧带切除。上翘髓核钳便于切除向上游离型或椎间孔型的突出的椎间盘。

对于向下游离型腰椎间盘突出，切除下位椎板上部和部分上关节突有利于充分显露对侧走行神经根和突出的椎间盘。

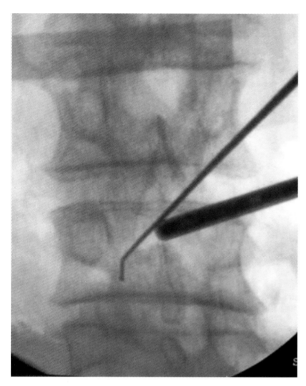

图 6.10　UBE 术中 C 臂透视图像，可见将弯钩经对侧椎板下入路置于对侧走行神经根的区域，进而评估对侧走行神经根的减压情况

对侧出口神经根的手术标志点包括上关节突尖端和椎间孔韧带。如果椎间孔内突出的椎间盘已被清理，则无需手术标志点定位便可轻松观察到出口神经根。但是，如果存在椎间孔或中央管狭窄，手术标志点就显得十分重要。

出血通常发生于完全切除突出的椎间盘之后，出血部位主要在对侧椎间孔区域和椎弓根内侧。椎间盘切除后的主要出血点来自硬膜外静脉，可通过射频电凝或明胶海绵填塞进行止血，另外也可选用止血凝胶。

参考文献

[1] Akbary K, Kim JS, Park CW, Jun SG, Hwang JH. Biportal endoscopic decompression of exiting and traversing nerve roots through a single interlaminar window using a contralateral approach: technical feasibilities and morphometric changes of the lumbar canal and foramen. World Neurosurg. 2018;117:153–61.

[2] Hwang JH, Park WM, Park CW. Contralateral interlaminar keyhole percutaneous endoscopic lumbar surgery in patients with unilateral radiculopathy. World Neurosurg. 2017;101:33–41.

[3] Heo DH, Kim JS, Park CW, Quillo-Olvera J, Park CK. Contralateral sublaminar endoscopic approach for removal of lumbar Juxtafacet cysts using percutaneous biportal endoscopic surgery: technical report and preliminary results. World Neurosurg. 2019;122:474–9.

[4] Park JH, Jang JW, Park WM, Park CW. Contralateral keyhole biportal endoscopic surgery for ruptured lumbar herniated disc: a technical feasibility and early clinical outcomes. Neurospine. 2020;17(Suppl 1):S110–s9.

[5] Heo DH, Lee N, Park CW, Kim HS, Chung HJ. Endoscopic unilateral laminotomy with bilateral discectomy using biportal endoscopic approach: technical report and preliminary clinical results. World Neurosurg. 2020;137:31–7.

第7章　单侧双通道脊柱内镜在腰椎间盘切除翻修手术中的应用

Min Seok Kang, Hyun Jin Park, and Dae Jung Choi

7.1　引言

尽管腰椎间盘切除术在治疗腰椎间盘突出症方面取得了很好的效果，但是超过 8 年的随访结果表明，腰椎间盘突出症的复发率为 38%，总体再手术率为 15%，复发性腰椎间盘突出症的再手术率为 9.1%[1]。复发性腰椎间盘突出症被认为是腰椎间盘切除术失败的最常见原因，其定义为术后经历 6 个月以上无痛期的患者，其手术节段椎间盘再次突出。

尽管复发率和再手术率相对较高，但复发性腰椎间盘突出症的最佳治疗方法是腰椎间盘切除翻修术还是腰椎融合术仍存在争议。尤其因腰椎间盘切除术后解剖结构受到破坏和硬膜外纤维组织增生，翻修手术要比初次手术复杂得多。传统腰椎间盘切除翻修手术经后正中入路完成，需要穿过杂乱的瘢痕组织，较初次手术，常常需要剥离更广泛的软组织以及去除更多的骨质[2]。这些可能是术中硬膜撕裂以及术后节段失稳的潜在危险因素。据报道，初次手术和翻修腰椎间盘切除手术的硬膜撕裂率分别是 3.5% 和 13.2%[3]。此外，出于对腰椎间盘突出症多次复发的顾虑，即便患者尚无脊柱失稳的迹象，外科医生仍更可能倾向于选择腰椎融合术[4]。众所周知，腰椎间盘切除翻修手术能够改善患者症状，但效果可能并不如初次手术，接受翻修手术患者的满意度也要低于接受初次手术的患者[5,6]。

尽管存在一定争议，相较于显微镜下开放手术，微创手术可以显著改善背痛并降低并发症的发生率[7]。从这个角度来看，脊柱内镜手术可能是腰椎间盘切除翻修手术的一个很好的替代方案[8-10]。然而，单侧双通道脊柱内镜技术由于其可以双手独立操作的特性，较单通道的全内镜技术，在翻修手术中可能是更好的选择。在下文中，我们将详细介绍应用单侧双通道脊柱内镜技术治疗复发性腰椎间盘突出症的手术过程。

7.2　适应证与禁忌证

手术适应证如下：①既往因腰椎间盘突出症接受腰椎板切开（或部分半椎板切除）和椎间盘切除的患者；②在无疼痛至少 6 个月后出现腰骶部神经根性放射痛；③ MRI 证实突出的椎间盘组织位于先前手术节段；④保守治疗无效。然而，如果初次手术后根性疼痛仍然存在、根性疼痛在短暂改善后复发、确认椎间盘残留或局部复发时，也可能需要再次行腰椎间盘切除术。

事实上，此手术没有明确的禁忌证。然而，终板 Modic 改变（2 级）、严重椎间盘退变（Pfirrmann 分级 3 或 4 级）和节段矢状面旋转增加是可能影响腰椎间盘切除术预后的多个因素，因此在手术前必须向患者充分告知[11]。

7.3　麻醉与体位

进行气管插管全身麻醉或硬膜外麻醉并建立了适当的静脉通路后，将患者置于可透过 X 线的 Wilson 架上，嘱其呈跪姿俯卧在手术台上。然后进行消毒铺单，覆盖无菌防水膜。这与单侧双通道内镜腰椎间盘切除术或椎板切除减压术的准备相同。

7.4　手术步骤

在 C 臂透视下确定目标节段，并在患者皮肤上对棘突、椎板、关节突关节的轮廓和椎间隙的体表投影进行标记。在保留的关节突内侧缘连线与椎间隙水平线交汇点上下 1 cm 处各做 1 个长 0.7 cm 的皮肤切口（图 7.1）。

充分切开腰筋膜后用骨膜剥离子对附着于椎

板和关节突关节的多裂肌行骨膜下剥离，以便确认关节突关节内侧缘、椎板边缘、峡部、多裂肌以及硬膜外纤维化瘢痕组织（图 7.2a）（视频 7.1）。如果瘢痕组织过多，解剖结构难以辨认，可使用小号磨钻将椎板和关节突关节的外层皮质去除，直至椎板边缘、关节突关节以及瘢痕组织清晰可辨（视频 7.2）。随后，使用小号角度型刮匙、骨凿或者磨钻把上位椎板下缘和关节突内侧缘骨质潜行减压，直至显露出椎板下走行神经根的部分正常硬膜（图 7.2b、7.2c）。

视频 7.1

视频 7.2

小心地将走行神经根向内侧牵拉以显露其外侧边缘（图 7.2d）。如果神经根与椎间盘外侧粘连则建议将神经根保留在原位，用钝头剥离子或小的神经钩自神经根外侧反复松解瘢痕组织使神经根逐渐分离，以获得针对复发椎间盘组织的安全可靠的处理通道。如上述分离过程中遇到突出的髓核组织则将其切除。最后小心地进行有限的

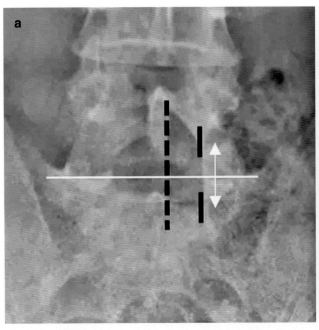
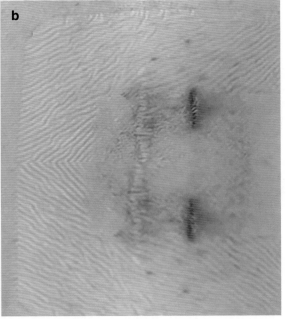

图 7.1　手术通道定位。C 臂透视下确认棘突、椎板、关节突关节的轮廓和椎间隙；在保留的关节突内侧缘连线与椎间隙水平线交汇点上下 1 cm 处各做 1 个长 0.7 cm 的皮肤切口（a）。术后 2 周的切口照片（b）

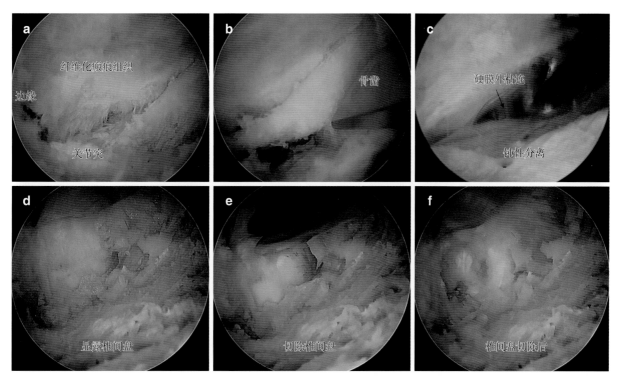

图 7.2　UBE 下腰椎间盘切除翻修手术步骤。内镜下关节突关节内侧边缘、椎板边缘以及硬膜外纤维化瘢痕组织（a）。如果瘢痕组织过多，解剖结构难以辨认，可使用小号磨钻将椎板和关节突关节去除外层皮质直至椎板边缘、关节突关节以及瘢痕组织可以清晰辨认。使用骨凿进一步切除椎板以显露走行神经根（b）。如果初次手术时进行了扩大椎板切除，则在关节突关节内侧缘使用刮匙对黏附在神经根表面的瘢痕组织直接进行钝性分离（c）。小心地将走行神经根向内侧牵拉以显露其外侧边缘（d）。如果能够确认为突出的髓核组织则将其切除，切开纤维环，取出椎间盘碎块并进行有限的椎间盘切除（e）。完成有限的腰椎椎间盘切除术（f）

腰椎间盘切除（图 7.2e、7.2f）（视频 7.3）。硬膜囊恢复拨动是神经减压完全的证据。术中可以使用双极射频和骨蜡控制出血，关闭切口前需留置引流管。

视频 7.3

7.5　病例展示

7.5.1　病例 1

患者是一名 42 岁男性，主诉为"右下肢剧烈疼痛 1 个月"，15 个月前他接受了 L5~S1 节段椎间盘切除术，在术后 3 个月内无异常症状。本次入院，术前 X 线显示 L5~S1 右侧椎板切开术后改变，腰椎 MRI 提示 L5~S1 右侧关节下区域存在突出的椎间盘组织，与初次手术前的椎间盘突出位置相同。最后，我们为他进行了 UBE 腰椎间盘切除翻修术。在镜下，我们在尽量不接触硬膜外瘢痕组织的情况下辨认解剖标志，用刮匙和剥离子顺利地将瘢痕组织与小关节内侧缘分离，识别并切除复发突出的椎间盘组织（图 7.3）。术后 2 天，患者症状明显改善。

7.5.2　病例 2

患者是一名 57 岁女性，左侧 L5~S1 椎间盘切除术后 2 年，本次因"左下肢根性疼痛复发 2 个月"来诊。MRI 显示左侧椎板切开术后表现，从中央至左侧关节下区的椎间盘突出复发（图 7.4）。视频 7.4 展示了我们使用 UBE 进行了腰椎间盘切除翻修术。本次手术去

视频 7.4

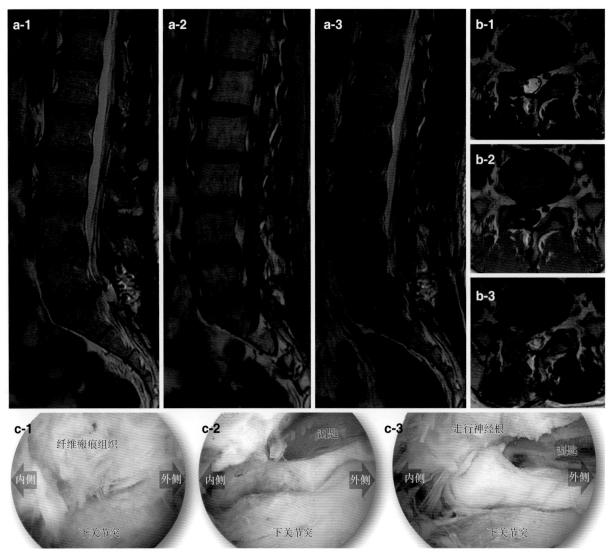

图 7.3 病例 1。矢状位 MRI：术前 T2 加权 MRI（a-1）；术前 T1 加权 MRI（a-2）；术后 T2 加权 MRI（a-3）。轴位 MRI：术前 T2 加权 MRI（b-1）；术前 T1 加权 MRI（b-2）；术后 T2 加权 MRI（b-3）；术中所见：无须接触纤维瘢痕组织即可轻松进入手术区域（c-1）；纤维瘢痕组织易从椎板分离（c-2）；轻松分离出游离椎间盘组织（c-3）

除了突出的椎间盘组织，仅需额外切除少部分椎板（图 7.4）。

7.6　并发症及其处理

在双通道脊柱内镜下腰椎间盘切除翻修术中没有出现重大并发症。大多数研究报道了轻微并发症，如术中硬膜撕裂、神经根刺激、术后感觉减退和术后硬膜外血肿，这些并发症通常在口服药物和物理治疗等保守治疗后得到改善。如果在

手术中发现硬膜撕裂，使用 TachoSil（可吸收的纤维蛋白密封贴片）和非穿透夹进行直接修复可以取得良好的效果。

7.7　手术技巧和风险

在初次腰椎间盘切除术中，椎板切开（或部分半椎板切除）和部分黄韧带切除的区域在术后不可避免地会形成硬膜外纤维化瘢痕组织，这可能会给翻修手术带来一定的技术挑战。尤其与初

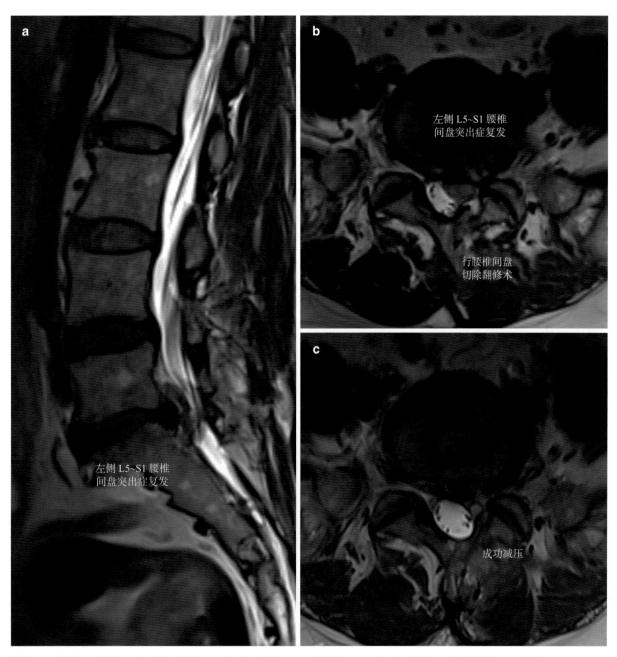

图 7.4　病例 2。术前 T2 加权矢状位 MRI（a）。术前 T2 加权轴位 MRI（b）。术后 T2 加权轴位 MRI（c）

次手术相比，翻修腰椎间盘切除术需要更多的椎旁组织剥离，以明确解剖标志，并可能因过多的椎板切除导致医源性腰椎峡部裂或节段不稳。必要时，CT 扫描可提供之前椎板切开、半椎板切除、小关节切除情况的详细信息，以及是否存在椎体后缘离断和纤维环骨化。

　　为了成功地应用 UBE 技术取出复发的椎间盘组织，笔者建议尽可能地不接触瘢痕组织，在小关节突和走行神经根之间到达目标间隙，这一入路发生的粘连相对较少。特别重要的是，应该在原切口的外面而不是在原切口处切开皮肤，因为内镜和手术器械可以安全地落在保留的椎板和小关节上方，降低硬膜外瘢痕组织导致镜下失去方向的风险。此外，使用关节镜刨削器松解正常肌肉组织要比松解纤维化瘢痕组织更容易，并且相比于电刀，使用双极射频消融器的凝血模式足以完成对组织和血管的烧灼，且不会造成周围组织损伤。

在内镜下观察解剖标志后，可以既简单又有效地将包裹走行神经根的瘢痕组织与小关节突的内侧缘分离，并小心地向内侧牵拉走行神经根。即使硬膜周围有明显的纤维化瘢痕组织形成，在神经根的硬膜上留下一层瘢痕组织反而可以防止硬膜的意外撕裂。

腰椎椎体后缘离断（或称椎体后缘软骨结节）合并腰椎间盘突出症的情况可能比公认的更为常见。目前认为，腰椎椎体后缘离断与椎间盘突出复发或者预后良好无关。然而，对于初次腰椎间盘切除术后因纤维环缺损导致巨大的椎间盘再突出的患者，如果手术区域存在腰椎椎体后缘离断，对椎间盘碎片的切除可能会受到限制。在这些情况下，较大的纤维环切口被认为是不可避免的。但 UBE 下可以使用双极射频消融术来识别和去除腰椎椎体后缘碎片，仅行范围较小的纤维环成形术，无需较大的纤维环切口。

参考文献

[1] Leven D, Passias PG, Errico TJ, Lafage V, Bianco K, Lee A, et al. Risk factors for reoperation in patients treated surgically for intervertebral disc herniation: a subanalysis of eight-year SPORT data. J Bone Joint Surg Am. 2015;97(16):1316–25.

[2] Felbaum DR, Stewart JJ, Distaso C, Sandhu FA. Complication rate in minimally invasive revision lumbar discectomy: a case series and technical note. Clin Spine Surg. 2018;31(5):e266–e9.

[3] Tafazal SI, Sell PJ. Incidental durotomy in lumbar spine surgery: incidence and management. Eur Spine J. 2005;14(3):287–90.

[4] Guan J, Ravindra VM, Schmidt MH, Dailey AT, Hood RS, Bisson EF. Comparing clinical outcomes of repeat discectomy versus fusion for recurrent disc herniation utilizing the N(2)QOD. J Neurosurg Spine. 2017;26(1):39–44.

[5] Fritzell P, Knutsson B, Sanden B, Strömqvist B, Hägg O. Recurrent versus primary lumbar disc herniation surgery: patient-reported outcomes in the Swedish spine register Swespine. Clin Orthop Relat Res. 2015;473(6):1978–84.

[6] Nolte MT, Basques BA, Louie PK, Khan JM, Varthi A, Paul J, et al. Patients undergoing revision microdiskectomy for recurrent lumbar disk herniation experience worse clinical outcomes and more revision surgeries compared with patients undergoing a primary microdiskectomy. J Am Acad Orthop Surg. 2019;27(17):e796–e803.

[7] Dower A, Chatterji R, Swart A, Winder MJ. Surgical management of recurrent lumbar disc herniation and the role of fusion. J Clin Neurosci. 2016;23:44–50.

[8] Shin KH, Chang HG, Rhee NK, Lim KS. Revisional percutaneous full endoscopic disc surgery for recurrent herniation of previous open lumbar discectomy. Asian Spine J. 2011;5(1):1–9.

[9] Choi DJ, Jung JT, Lee SJ, Kim YS, Jang HJ, Yoo B. Biportal endoscopic spinal surgery for recurrent lumbar disc herniations. Clin Orthop Surg. 2016;8(3):325–9.

[10] Kang MS, Hwang JH, Choi DJ, Chung HJ, Lee JH, Kim HN, et al. Clinical outcome of biportal endoscopic revisional lumbar discectomy for recurrent lumbar disc herniation. J Orthop Surg Res. 2020;15(1):557.

[11] Brooks M, Dower A, Abdul Jalil MF, Kohan S. Radiological predictors of recurrent lumbar disc herniation: a systematic review and meta-analysis. Journal of neurosurgery. Spine. 2020;34:1–11.

第8章 腰椎管狭窄症：中央椎管 和侧隐窝狭窄

Jae Won Jang, Chung Kee Chough, Dong Geun Lee, and Choon Keun Park

8.1 引言

腰椎中央椎管和侧隐窝狭窄是引起放射性下肢疼痛、臀部疼痛和神经源性间歇性跛行的最常见原因。关于腰椎管狭窄症的治疗方法主要有两大类保守治疗和手术治疗两大类，其中手术治疗的主要方式是椎板切除减压术。开放性椎板次全切除减压术能对中央椎管和侧隐窝进行减压，已被脊柱外科医师广泛应用[1]。然而，该手术可导致正常脊柱结构（如椎骨、关节突关节、椎旁肌肉和韧带）的广泛损伤[2]。

1978年的文献报道了使用显微镜经椎板间入路对中央椎管及侧隐窝进行减压[3]，该方式在之后很长的一段时间内被认为是治疗腰椎管狭窄症最有效的方法。相对于传统的全椎板或次全椎板切除术，该手术方式能减少对正常骨性结构以及椎旁软组织的损伤。椎板间入路的显微镜手术能安全地对神经根进行彻底减压，同时降低了脊柱骨性结构和椎旁软组织的医源性损伤。显微镜下单侧椎板切开双侧减压术（ULBD）是通过小切口或通道入路对中央椎管和侧隐窝进行减压的微创技术[4]。然而，该手术仍然存在严重的弊端，例如椎旁肌肉的损伤、关节突关节的破坏，以及进行对侧减压的技术困难等。

脊柱内镜手术能减少对正常脊柱结构的损伤，因此近20年来一直是脊柱外科领域的热点。单轴孔镜手术是真正意义上的脊柱内镜手术，但对大部分脊柱外科医生而言存在着操作困难及器械受到限制等缺陷[5]。因此，单轴孔镜手术显而易见的缺点是陡峭的学习曲线[6]。近年来，UBE被广泛地用于治疗各种脊柱疾病，包括腰椎、胸椎和颈椎疾病[7-10]。UBE手术可以使内镜手术的初学者更早地适应手术技术，更容易跨过比较陡峭的脊柱内镜手术学习曲线。UBE能够为同侧和对侧椎管提供广阔而清晰的手术视野，并且可通过单侧椎板间入路实施双侧椎管减压，很容易实现对中央椎管和侧隐窝的减压[8,11,12]。相较于显微镜手术而言，UBE手术在治疗腰椎管狭窄症时具有椎旁肌损伤更少、术后镇痛药的使用更少及住院时间更短等优势[13-16]。

在本章，笔者将详细介绍UBE下ULBD手术的操作步骤、相关并发症的预防及手术技巧等。

8.2 适应证和禁忌证

UBE手术治疗中央型腰椎管狭窄症和侧隐窝型腰椎管狭窄的适应证和禁忌证与显微镜手术非常类似。

8.2.1　适应证

- 单侧侧隐窝型腰椎管狭窄症。
- 双侧侧隐窝型腰椎管狭窄症。
- 中央型腰椎管狭窄症。
- 关节突囊肿引起的腰椎管狭窄症。
- 腰椎Ⅰ度滑脱引起的腰椎管狭窄症。
- 硬膜外脓肿引起的腰椎管狭窄症。

8.2.2　相对禁忌证

- 腰椎Ⅱ度滑脱引起的腰椎管狭窄症。
- 腰椎术后椎管再次狭窄。

8.2.3　禁忌证

- 腰椎重度滑脱引起的腰椎管狭窄症。
- 脊柱肿瘤。
- 未受控感染引起的腰椎管狭窄症。

8.3　手术器械

特殊的手术器械包括用于建立观察和操作通道的逐级扩张器和肌肉剥离子（图8.1a）。分别用于止血和分离软组织的等离子射频电极和骨刀。放置在操作通道用于保持水流通畅的半套管（图8.1b）。为了减少等离子射频电极对神经组织损伤的可能性，需要准备不同角度的等离子射频电极（0°、45°和90°）。内镜下的磨钻和传统脊柱器械如椎板咬骨钳、髓核钳、刮匙、神经拉钩、神经剥离子和镜下拉钩（图8.1c）等也是腰椎管狭窄症手术中必备的器械。同时，小号骨刀（直型或弯型，图8.1d）也需要准备，尤其是在对侧隐窝区域进行减压的时候。

8.4　麻醉和体位

硬膜外麻醉或全身麻醉下均可进行UBE手术，不过初学者建议使用全身麻醉，因为全身麻醉下的肌肉完全放松有助于保持操作通道畅通，通过持续冲洗血液和骨碎屑可以获得清晰的手术视野。经验丰富的手术者可使用硬膜外麻醉，同时使用镇静药物。硬膜外麻醉或全身麻醉后，患者俯卧于可透视的脊柱外科手术床上。

8.5　手术步骤

8.5.1　定位皮肤切口和建立两个通道

使用X线透视机确定手术减压的目标节段。手术过程中将无菌防水手术巾覆盖于手术台面。术中需要设置术区灌注液的引流系统。术前根据前后位X线图像画出目标节段上、下椎体椎弓根的内缘连线。根据侧位X线图像，定位目标节段上、下椎体椎弓根下缘水平线与椎弓根内缘连线的交点，经该通道定位点取横切口或者纵切口（图8.2a、8.2b）。观察通道皮肤切口长6~7 mm，操作通道皮肤切口长9~10 mm，以保证灌注液的顺利流出及常规手术器械的自由进出。操作通道和观察通道的距离通常为2~3 cm。通常需要切开深筋膜以保证灌注液水流的通畅，如果术中水流仍然不通畅，则可对深筋膜行十字切开，特别是在对侧减压的手术过程中。皮肤和深筋膜被切开后，利用专用的逐级扩张器系统连续扩张并钝性分离软组织以建立操作空间（视频8.1）。内镜和扩张套管的起始点为目标节段上位椎体棘突和椎板的连接处（图8.2c~8.2e）。脂肪间隙通常位于棘突与椎板连接处的多裂肌和椎板之间。外科医生可以以非创伤性的方式建立一个操作空间。需要保持持续通畅的灌洗以获得清晰的手术视野。术中可以使用压力水泵来保持水流流畅，然而笔者偏向于通过调整灌注液袋的高度以获得自然灌注水压。

视频8.1

8.5.2　软组织的分离

CT和MRI的图像上可观察到棘突椎板连接

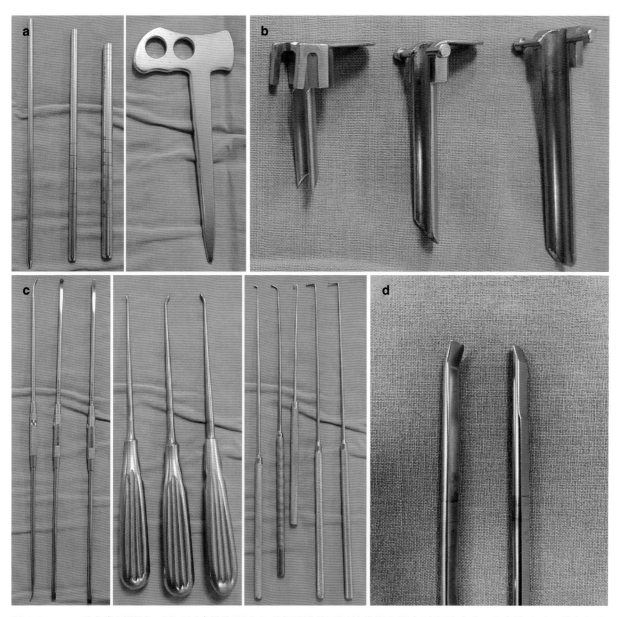

图 8.1　UBE 手术常用器械。用于创建操作通道和观察通道的逐级扩张器和肌肉剥离子（a）。半套管（b）。软组织和神经剥离子，刮匙，拉钩（c）。直型骨刀和弯型骨刀（d）

处和多裂肌之间的游离脂肪间隙。随着内镜置入和灌注液的冲洗，该间隙空间能够被扩大。手术医生能够轻易地发现棘突和椎板的连接处。这时可以使用射频消融、椎板咬骨钳及髓核钳分离和清除棘突椎板连接处与椎板间隙周围的软组织，使目标椎板间隙的黄韧带显露清晰。术中应该尽量减少软组织的分离以保存椎旁软组织。

8.5.3　同侧椎板切除和减压

术中使用磨钻或者微型骨刀在目标间隙的棘突椎板连接处行同侧椎板切除。从棘突椎板连接处到棘突基底中央头端行扩大椎板切开直到可辨别出黄韧带的中央裂隙。随后应在清晰放大的内镜视野下行椎板切除直至暴露出上关节突的内侧缘。黄韧带近端起点呈 V 形，向上向外附着于椎间孔，因此侧方的椎板切开应该从黄韧带中央裂隙开始，直至黄韧带的边缘自

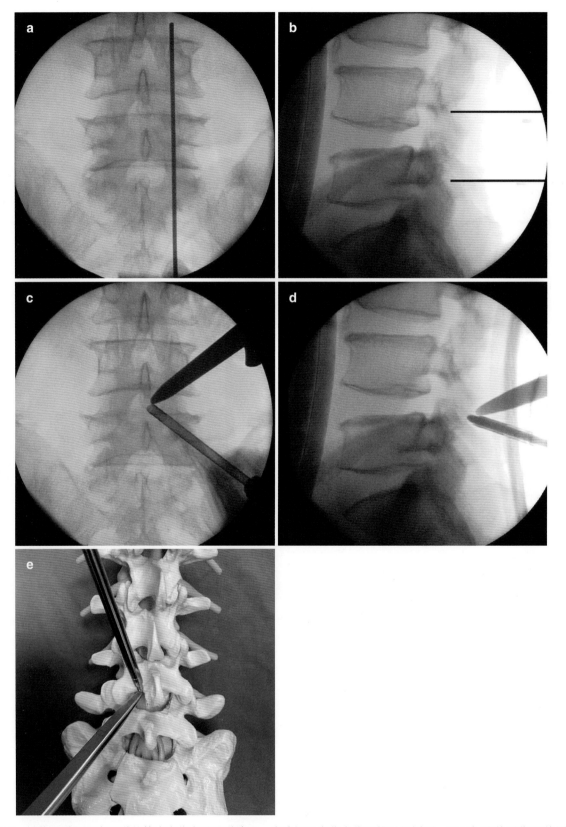

图 8.2　操作通道和观察通道的体表定位点及通道建立。皮肤切口定位点位于椎弓根周围。通过标准前后位 X 线图像确认椎弓根内缘连线（a）。根据标准侧位 X 线图像，在病变节段的近端和远端椎弓根下缘与椎弓根内缘连线交点周围做两个皮肤切口（b）。在逐级扩张通道后，外科医生可以通过两个通道置入器械，并在棘突椎板连接处形成三角关系，这也是手术初始减压的起点（c、d）。人工腰椎模型中内镜和手术器械在棘突椎板连接处的汇合点（e）

由分离。然而，如果椎板峡部比较狭窄，可以使用弧型刮匙分离黄韧带近端止点，以防止峡部或者下关节突骨折断裂。

椎管狭窄中增生肥厚的黄韧带由多层韧带组成。黄韧带大致可分为两层。浅层黄韧带附着于下位椎体的椎板头侧和背侧。使用弧型刮匙可以轻松地将黄韧带浅层从上关节突内侧至椎板上缘的止点处分离（图 8.3a）。去除黄韧带浅层后，使用镜下磨钻磨薄下椎板的头端，直至深层黄韧带的远端止点自由分离。这样就可以对同侧黄韧带深层安全地进行分块或者整块切除。

术中应该去除上关节突的内侧部分以显露椎弓根的内缘。硬膜腹侧和后纵韧带之间的粘连也应该予以松解。对于严重的侧隐窝骨性狭窄，笔者推荐使用微型骨刀取代椎板咬骨钳进行减压以防止损伤硬膜囊并防止直接压迫神经根。理想的减压应该减压至下位椎骨椎弓根的内侧壁（图8.3b）。

8.5.4 对侧椎板下的减压

使用刮匙或神经剥离子将对侧黄韧带从对侧椎板腹侧分离下来是对侧减压的起始步骤。对侧椎板下成形术应该向头端、从内侧向外侧延伸，直至黄韧带边缘游离。如果腰椎椎管狭窄的主要原因是黄韧带增生肥厚，黄韧带切除可能是最主要的减压步骤。术中应该轻柔地将黄韧带从对侧椎板腹侧分离直至对侧上关节突内缘显露。如果合并骨性椎管狭窄或者椎体滑脱，应该切除对侧椎板腹侧部分以实现充分减压。进行对侧椎板下成形术可使用内镜磨钻或骨刀。显露对侧上关节突内侧缘后，可以将对侧黄韧带浅层从下位椎板上缘的外侧向内侧剥离去除（图 8.3c）。磨钻应该放置于椎板腹侧面和黄韧带背侧面之间，以防止意外损伤硬膜囊或神经结构。在去除全层黄韧带之前，须先行完成内镜下全部的骨性工作。在去除全层黄韧带后可以使用刮匙、直型骨刀、弯型骨刀及椎板咬骨钳对侧隐窝进行充分减压。可

以使用弧型探钩解除神经根和腹侧硬膜之间的粘连（图 8.3d）。笔者尝试减压直至看到对侧椎弓根内侧壁。

8.5.5 止血和关闭切口

使用射频电极能够很容易地控制源于被分离的软组织和肌肉的硬膜外出血。停止灌洗后，应该使用骨蜡封住裸露的松质骨以防止长时间的渗血。通过操作通道放置引流管并用缝线固定，以防止术后硬膜外血肿。皮下组织可使用可吸收线缝合，皮肤层可使用不可吸收线缝合或者免缝皮肤胶带粘合。

8.6 病例展示

8.6.1 病例 1：L4~L5 狭窄（右侧入路单侧椎板切开双侧减压术）（视频 8.2）

视频 8.2

男性患者，67 岁，出现大腿后方疼痛和神经源性间歇性跛行症状。术前 X 线显示为腰椎退行性病变（图 8.4a）。在术前 T2 加权 MRI 的矢状位和轴位片中，显示 L4~L5 节段中央和侧隐窝椎管狭窄（图 8.4b、8.4c）。患者接受了 UBE 下的右侧入路 ULBD 手术，内镜下可见椎管中央和侧隐窝得到了充分减压（图 8.4d）。术后第 2 天的 MRI 显示 L4~L5 水平的狭窄情况得到了充分减压，同时未出现任何其他放射学上的并发症（图 8.4e、8.4f）。小关节得到了相对完整的保留。患者的腿部症状在手术后立即缓解，背痛也在数周内消失。

8.6.2 病例 2：L4~L5 狭窄（左侧入路单侧椎板切开双侧减压术）（视频 8.3）

视频 8.3

男性患者，78 岁，表现为严重的臀部疼痛和神经源性间歇性跛行。在术前 T2 加权 MRI 的矢状位和轴位片中，显示出 L4~L5

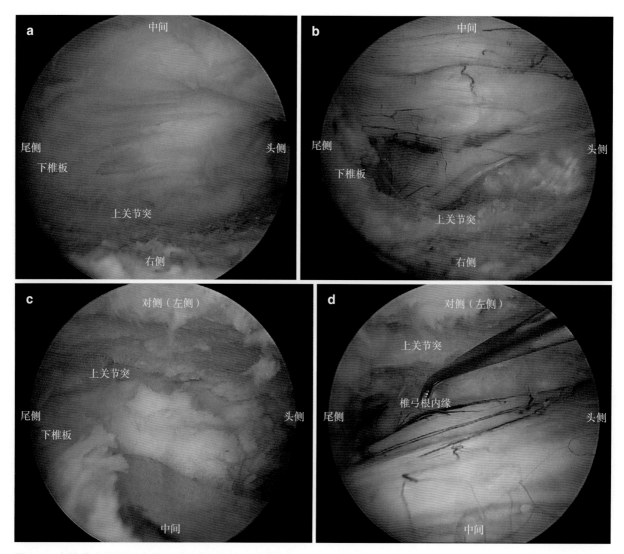

图 8.3 内镜术中视野（右侧入路双侧减压）。显露同侧上关节突（a）。同侧减压至椎弓根内缘（b）。显露对侧上关节突内侧部分（c）。对侧减压至椎弓根内缘（d）

中央和侧隐窝椎管严重狭窄（图 8.5a、8.5b）。采用物理治疗、药物治疗或椎管内阻滞等保守治疗均无效。笔者通过 UBE 技术进行左侧入路 ULBD 手术。术中内镜下可见椎管得到充分减压（图 8.5c~8.5e）。术后第 2 天的 MRI 显示 L4~L5 水平椎管狭窄得到充分减压（图 8.5f、8.5g）。患者的症状在没有使用额外药物的情况下得到缓解。

8.7 并发症：预防和管理

8.7.1 硬膜意外破裂

目前，在显示器上的脊柱内镜图像主要是以二维图像展示，这可能会增加在镜下使用磨钻或椎板咬骨钳减压的过程中发生硬膜破裂或神经根损伤的风险。笔者建议，使用磨钻处理骨性结构的绝大部分工作应在完全切除黄韧带之前完成，

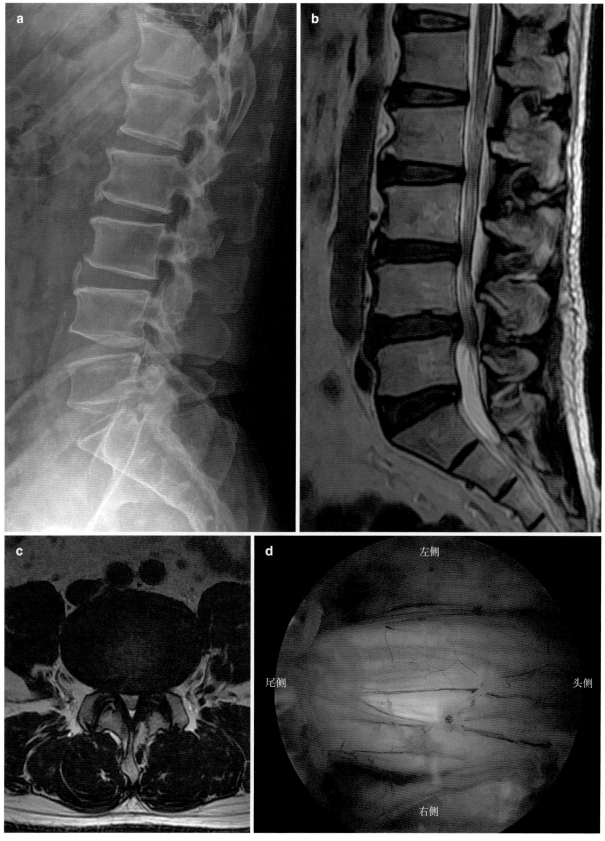

图 8.4　病例 1。在侧位 X 线检查中可见腰椎退行性病变（a）。术前 T2 加权 MRI 显示 L4~L5 水平有严重的腰椎中央和侧隐窝狭窄（b、c）。术中内镜检查显示椎管减压良好，游离边缘 2~3 mm（d）

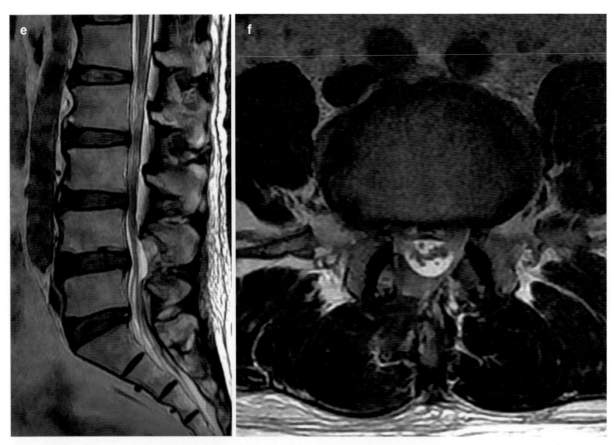

图 8.4（续） 术后 T2 加权 MRI 的矢状位和轴位图像显示 L4~L5 水平狭窄病变减压良好（e、f）

以减少意外发生硬膜损伤的风险。如果在完全切除黄韧带后需要进一步截骨，使用小型骨刀或弧型椎板咬骨钳，比使用磨钻的风险更小。当在手术过程中出现意外的硬膜破裂时，大多数小的硬膜破裂病例可以使用胶原蛋白补片进行治疗，而无须转为开放手术。然而，对于有较大硬膜缺损的病例，应考虑直接行开放手术缝合缺损部位。非穿透性血管夹结合胶原蛋白补片也可用于处理偶发的硬膜破裂。

8.7.2 硬膜外血肿

UBE 手术中持续地生理盐水灌注可冲洗出骨屑和血凝块，从而保持术野清晰。硬膜外腔的静水压力可以增强手术过程中对于出血的控制。然而，在停止连续盐水灌注和静水压力对操作空间的影响后，可能会发生隐性出血。当减压程序完成，停止盐水灌注后，手术医生应观察暴露的

松质骨或硬膜外间隙再出血的情况 [8]。松质骨的外露表面应使用骨蜡密封，使用射频电极可控制硬膜外静脉丛的出血。同时应在内镜的监视下留置硬膜腔外的引流管，留置导管时需避免引流管对神经根产生刺激。

8.7.3 神经根损伤

模糊的手术视野会导致神经结构损伤。椎板咬骨钳和磨钻的使用都应当在顺畅的灌洗和清晰的术野中进行。特别是应当在切除黄韧带之前完成使用磨钻的骨性工作。射频电极的使用也会导致神经组织损伤，当其被用于神经结构周围时，要采用短暂的点踩方式。射频电极的头部尖端可变换各种角度，合理使用可以提高其在神经组织周围的射频安全性。在侧隐窝的减压过程中，如果存在严重的侧隐窝狭窄并伴组织钙化或骨质增生，笔者建议在内镜下不使用椎板咬骨钳，改用

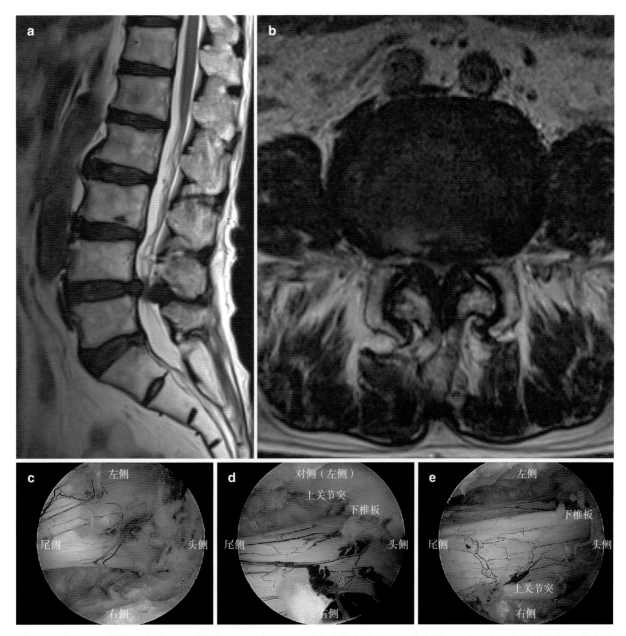

图 8.5　病例 2。术前 T2 加权 MRI 显示 L4~L5 水平的腰椎中央和侧隐窝严重狭窄（a、b）。术中内镜检查显示中央椎管和两侧侧隐窝减压良好（c~e）

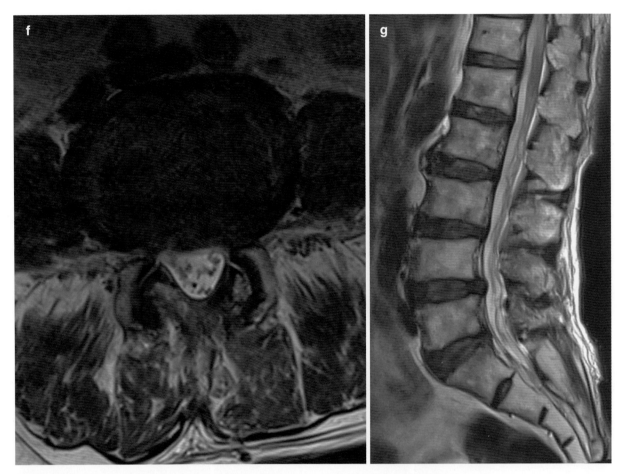

图 8.5（续） 术后 T2 加权 MRI 矢状位和轴位图像显示 L4~L5 水平狭窄病变减压良好（f、g）

直型或弯型骨刀操作，以防止器械直接压迫神经根造成损伤。

8.8 手术技巧和风险

8.8.1 上关节突远端和内侧的显露

如手术医生想要明确椎板切除到何等程度才算达到充分的椎管减压时，上关节突的内侧部分可以作为一个参考标志。上关节突的内侧缘位于椎弓根的内侧缘之内。这也就意味着，切除上关节突的远端和内侧部分，可以使中央椎管和侧隐窝狭窄充分减压。如果上关节突的内侧部分没有被暴露，可能无法实现充分的减压。此外，在暴露上关节突的内侧部分后，使用角度型刮匙可以很容易地将黄韧带的外层从小关节的内侧至下椎板的上部剥离并移除。不过，峡部通常位于上关节突的内侧缘以内。因此，向椎板的外侧和上方进行磨骨以显露上关节突时，应小心谨慎。

8.8.2 减压：越充分越好

为了在腰椎中央和侧隐窝狭窄椎管减压后获得长期良好的手术效果，充分减压尤为关键。笔者建议在持续灌洗期间，减压至硬膜侧缘横向超过 3 mm，因为硬膜在静水压力下会收缩。与内镜下的视野相对比，自然状态下的硬膜的真实外侧缘可能位于更外侧，这也能预防术后由于脊柱运动引起的动态狭窄。笔者通常在侧隐窝水平确认椎弓根的内侧壁边缘，以确保神经根能够自由灵活地通过而不受压迫。

8.8.3　硬膜腹侧和硬膜外小韧带间粘连的松解

硬膜腹侧表面和硬膜外纤维化组织（韧带）之间的粘连应使用弯钩进行松解。松解过程完成后，走行神经根和硬膜可以无阻力地向内侧回弹。这对于获得良好的术后效果至关重要。

参考文献

[1] Young S, Veerapen R, O'Laoire SA. Relief of lumbar canal stenosis using multilevel subarticular fenestrations as an alternative to wide laminectomy: preliminary report. Neurosurgery. 1988;23(5):628–33.

[2] Guha D, Heary RF, Shamji MF. Iatrogenic spondylolisthesis following laminectomy for degenerative lumbar stenosis: systematic review and current concepts. Neurosurg Focus. 2015;39(4):E9.

[3] Williams RW. Microlumbar discectomy: a conservative surgical approach to the virgin herniated lumbar disc. Spine (Phila Pa 1976). 1978;3(2):175–82.

[4] Costa F, Sassi M, Cardia A, Ortolina A, De Santis A, Luccarell G, et al. Degenerative lumbar spinal stenosis: analysis of results in a series of 374 patients treated with unilateral laminotomy for bilateral microdecompression. J Neurosurg Spine. 2007;7(6):579–86.

[5] Kim M, Kim HS, Oh SW, Adsul NM, Singh R, Kashlan ON, et al. Evolution of spinal endoscopic surgery. Neurospine. 2019;16(1):6–14.

[6] Hahn BS, Park JY. Incorporating new technologies to overcome the limitations of endoscopic spine surgery: navigation, robotics, and visualization. World Neurosurg. 2021;145:712–21.

[7] Heo DH, Quillo-Olvera J, Park CK. Can percutaneous biportal endoscopic surgery achieve enough canal decompression for degenerative lumbar stenosis? Prospective case-control study. World Neurosurg. 2018;120:e684–e9.

[8] Hwa Eum J, Hwa Heo D, Son SK, Park CK. Percutaneous biportal endoscopic decompression for lumbar spinal stenosis: a technical note and preliminary clinical results. J Neurosurg Spine. 2016;24(4):602–7.

[9] De Antoni DJ, Claro ML, Poehling GG, Hughes SS. Translaminar lumbar epidural endoscopy: anatomy, technique, and indications. Arthroscopy. 1996;12(3):330–4.

[10] Kim J, Heo DH, Lee DC, Chung HT. Biportal endoscopic unilateral laminotomy with bilateral decompression for the treatment of cervical spondylotic myelopathy. Acta Neurochir. 2021;163(9):2537–43.

[11] Min WK, Kim JE, Choi DJ, Park EJ, Heo J. Clinical and radiological outcomes between biportal endoscopic decompression and microscopic decompression in lumbar spinal stenosis. J Orthop Sci. 2020;25(3):371–8.

[12] Pao JL, Lin SM, Chen WC, Chang CH. Unilateral biportal endoscopic decompression for degenerative lumbar canal stenosis. J Spine Surg. 2020;6(2):438–46.

[13] Park SM, Park J, Jang HS, Heo YW, Han H, Kim HJ, et al. Biportal endoscopic versus microscopic lumbar decompressive laminectomy in patients with spinal stenosis: a randomized controlled trial. Spine J. 2020;20(2):156–65.

[14] Pranata R, Lim MA, Vania R, July J. Biportal endoscopic spinal surgery versus microscopic decompression for lumbar spinal stenosis: a systematic review and meta-analysis. World Neurosurg. 2020;138:e450–e8.

[15] Heo DH, Lee DC, Park CK. Comparative analysis of three types of minimally invasive decompressive surgery for lumbar central stenosis: biportal endoscopy, uniportal endoscopy, and microsurgery. Neurosurg Focus. 2019;46(5):E9.

[16] Chen T, Zhou G, Chen Z, Yao X, Liu D. Biportal endoscopic decompression vs. microscopic decompression for lumbar canal stenosis: a systematic review and meta-analysis. Exp Ther Med. 2020;20(3):2743–51.

第9章 单侧双通道内镜经椎旁入路治疗腰椎间孔区域病变

Kwan-Su David Song, Nam Lee, and Jwo Luen Pao

9.1 引言

椎间盘退变可引起小关节增生、黄韧带肥厚，从而导致相应椎间孔的狭窄。由上述退变所导致的腰骶神经根症状，约占需要手术治疗的腰椎退行性疾病的 10%[1,2]。

在脊柱微创手术概念被引入之前，腰椎融合手术可能是治疗腰椎间孔区域病变的唯一手术方法。然而，随着脊柱内镜技术的发展与成熟，许多腰椎间孔区域病变可以通过简单的减压得到很好的治疗效果 [3-5]。

特别是 UBE 技术在兼顾微创的同时，对手术器械的使用也无特殊要求。对于更熟悉经典 Wiltse 入路的外科医生而言，其学习曲线相对平缓。

此外，内镜即所谓的"手术眼"，术者可以根据病变的位置调节其镜头距离，捕捉病变及其周围的结构，并放大术野，从而获得清晰的视频图像。深层神经结构和病灶的清晰可视化将不再受解剖结构的限制[6]。

在本章中，我们将通过视频和图片来逐步描述 UBE 经椎旁入路手术的过程。而 L5~S1 节段因为其解剖的特殊性，其椎旁入路的 UBE 手术过程将被单独描述。

9.2 适应证和禁忌证

手术适应证和禁忌证与经 Wiltse 入路显微镜下腰椎间孔减压术相同 [7]。

9.2.1 适应证

- 保守治疗不能缓解的慢性单一神经根病变。
- 矢状位和横断位 MRI 显示椎间孔区域或椎间孔外病变，例如椎间孔狭窄、椎间孔区域椎间盘突出或小关节肥大性骨赘等。

9.2.2 禁忌证

- 明确的腰椎不稳。
- 超过 Ⅰ 度的退变性或峡部裂型腰椎滑脱。

9.3 麻醉和体位

根据患者的情况和预计手术时间的不同，可选用全身麻醉或硬膜外麻醉。患者俯卧于可透视手术床上，腰椎轻度屈曲，在患者腋下和膝下垫好合适的填充物。为了避免生理盐水浸泡导致患者出现低温症，辅料应选用防水材质（图 9.1）。

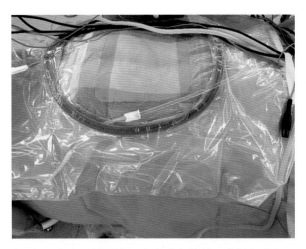

图 9.1　在术区周围铺上防水手术辅料，确保术中生理盐水顺利排出，不浸泡患者，不漫到地板

9.4　手术步骤

9.4.1　L1~L5 节段

9.4.1.1　皮肤标记和切口

在 C 臂透视的引导下，切开两个皮肤切口，分别为观察通道和操作通道的入口。每个皮肤切口长约 0.5 cm，位于同侧横突远端上方，两个入口之间的间隔为 2 ~ 2.5 cm（图 9.2a）。

内镜和器械的着陆点是峡部。术前可通过 MRI 确定皮肤切口距中线的长度，使操作轨迹与矢状面呈 30° ~40° 夹角（图 9.2b~9.2d）。这个角度是最理想的入路角度，因为椎间孔切开术通过峡部下方进行潜行减压的时候，发生医源性峡部骨折的风险最低。对于峡部几乎无法识别的严重椎间隙塌陷的患者，可将上关节突的尖端设定为锚定点。

用 15 号刀片垂直于皮肤切口切开筋膜，以便生理盐水更好地流出。用逐级扩张器分离背部肌肉形成初始的手术空间。插入套管后，将 0° 内镜通过观察通道插入。笔者倾向于使用自然重力灌注系统（距手术台约 70 cm）进行生理盐水灌注。如果选用水泵系统，则推荐静水压为 30 mmHg。这个压力设置是安全的，不会增加颅

内压升高的风险。内镜和器械在峡部或上关节突尖端汇合成三角形后，小的出血点用射频电极即可有效控制。

9.4.1.2　椎间孔减压术和椎间盘切除术（视频 9.1）

为了确认手术解剖标志，使用射频电极清除覆盖在椎板和横突底部残留的软组织。在进行下一步之前，应清楚地识别手术标志，包括峡部的侧面、上位椎体横突的下缘和上关节突的侧面（图 9.3）。

视频 9.1

用金刚砂球形磨钻从峡部的侧面向内潜行磨削，暴露椎间孔区域黄韧带的外侧部分、横突底部和椎弓根下部的交界处（图 9.4a）。

用刮匙和椎板咬骨钳去除椎间孔周围的黄韧带（图 9.4b），暴露出口神经根及其上覆盖的脂肪组织（图 9.4c）。

如果需要进行更大范围的椎间孔减压，可以使用骨凿或磨钻切除膨大的上关节突尖端。如果责任病变是突出的髓核，可将其切除，通常从出口神经根的腋下区域切除（图 9.4d）。

在确定出口神经根充分减压后，可以用射频凝血控制硬膜外出血。放置引流管，取出器械和内镜后，缝合手术伤口。术后负压引流通常保持 24 小时，直到自发性出血得到控制。

9.4.2　L5~S1 节段

L5~S1 椎旁入路的手术空间非常有限。此外，与其他腰椎节段相比，其有一些特殊的解剖特征。如高耸的髂骨、斜椎弓根和更偏向冠状面的小关节。因此，很难在 L5 峡部的内侧方向建立手术通道。

9.4.2.1　皮肤标记和切口

在 C 臂透视引导下，切开两个皮肤切口，形成观察通道和操作通道入口。皮肤切口位于同

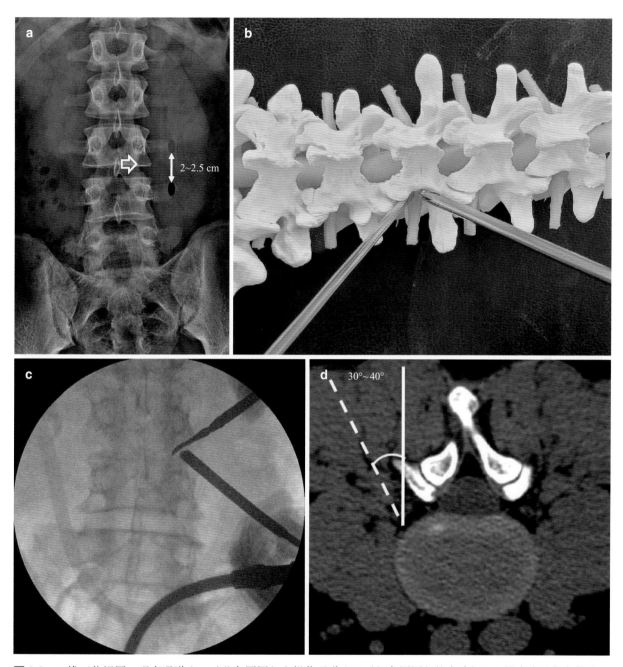

图 9.2　X 线正位视图，观察通道入口（蓝色圆圈）和操作通道入口（红色圆圈）的皮肤切口和锚定点（白色箭头）（a）；内镜和器械在人工腰椎模型峡部的三角定位（b）；在 C 臂透视下的内镜和器械的锚定点（c）；椎旁入路的合适角度（白线和白虚线的夹角）为 30°~40°（d）

侧 L5 横突及骶骨翼外侧缘上方，长约 0.5 cm。两个入口之间的间隔约为 2 cm（图 9.5a）。

　　与其他腰椎水平不同，L5 峡部非常狭窄，内镜和器械的锚定点由骨性三角区域决定，此区域由上关节突的外侧缘、骶骨翼和 L5 横突的底部组成（图 9.5b、9.5c）。暴露这个骨性三角区域的边界可使我们更容易理解 L5~S1 椎间孔周围复杂的解剖结构。建议的轨迹角度与其他腰椎水平相同。

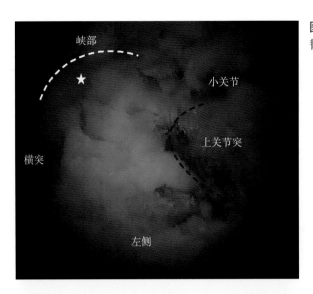

图 9.3   术中镜下图像显示左侧峡部外侧缘（白色虚线）、
韧带（五角星）和小关节囊（黑色虚线）

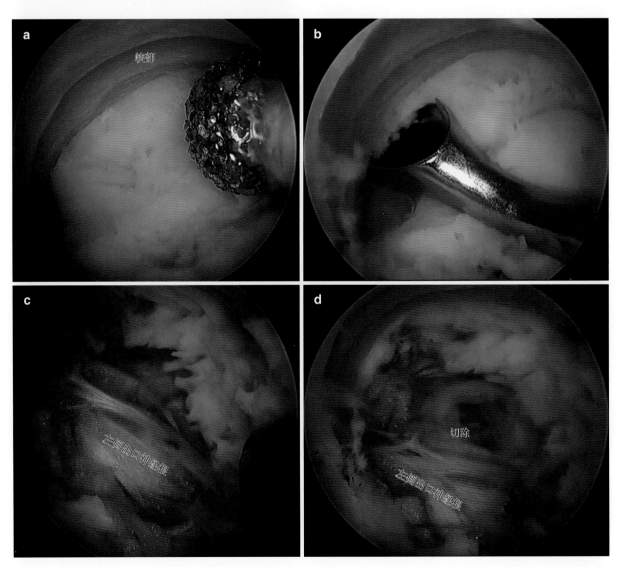

图 9.4   术中镜下视图。钻头的起点是峡部的外侧缘（a）；用角度型刮匙分离黄韧带（b）；止血后暴露出口神经根（c）；
在出口神经根的腋部进行突出髓核的切除（d）

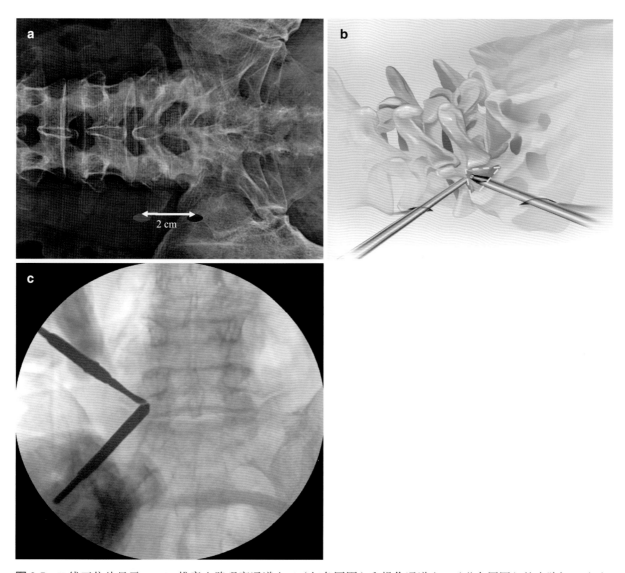

图 9.5　X 线正位片显示 L5~S1 椎旁入路观察通道入口（红色圆圈）和操作通道入口（蓝色圆圈）的皮肤切口（a）；内镜和仪器在骨性三角区域的示意图，骨性三角区域用黄色虚线表示（b）；C 臂透视下骨性三角区域的内镜和器械的位置（c）

9.4.2.2　椎间孔减压术和椎间盘切除术（视频 9.2）

为了确认手术解剖部位，用射频电极清除骨性三角区域上残余的软组织（图 9.6a）并予以止血，清除骨性三角区域周围残余的软组织后，再用磨钻磨削暴露 L5 横突的基底部和上关节突的头侧和侧面（图 9.6b）。

然后切除深部残留的上关节突，此时由于剩

视频 9.2

余的上关节突位置过深，钻头难以触及。在这种情况下，可以用有角度的工具，如曲棍球柄型骨凿和角度髓核钳（图 9.6c）。上述所有操作都可以通过 0° 内镜完成，但有时 30° 内镜具有更广阔的视野，特别是对于肥胖患者而言可起到很好的补充视野的作用。

将骨质切除后，使用刮匙和椎板咬骨钳等去除黄韧带（图 9.6d），随后可以探查 L5 出口神经根及其周围的脂肪和椎间隙（图 9.6e）。

如果椎间孔外区域有特殊病变，如远侧游离

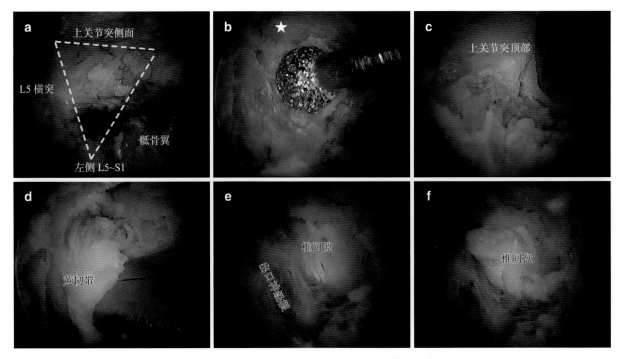

图 9.6　术中镜下视图。骨性三角区域（黄虚线）由上关节突的侧面、L5 横突和骶骨翼组成（a）；显露 L5 横突的基部和上关节突的顶部（五角星）（b）；用曲棍球柄型骨凿切除上关节突尖端的深层部分（c）；用椎板咬骨钳切除黄韧带（d）；黄韧带切除后显示 L5 出口神经根及其周围的脂肪和椎间隙（e）；在 L5 出口神经根的腋部行椎间盘切除术（f），如果空间太窄不能进行椎间盘切除术，则须切除部分骶骨翼

的髓核或椎体边缘产生的骨赘，在切除黄韧带之前磨削部分骶翼是一个很好的策略。切除一部分骶翼可以为内镜和手术器械操作提供足够的空间。这个空间使得牵开 L5 出口神经根和去除突出的椎间盘或骨赘更加容易且安全（图 9.6f）。

　　在确定 L5 出口神经根得到充分减压后，用射频电极控制硬膜外出血。

9.5　病例展示

9.5.1　病例 1：右侧椎旁入路 L3~L4 椎间孔减压术

　　一名 68 岁男性患者诉右下肢放射痛（L3）12 个月，行走困难。直腿抬高试验正常。神经性间歇性跛行距离为 300 ~ 400 m。右踝背屈运动乏力（4 级）。右腿疼痛的 VAS 评分为 7 分。术前 MRI 和 CT 显示 L3~L4 水平右侧椎间孔狭窄，右侧 L4 上关节突有增生骨刺（图 9.7a、9.7b、9.7f）。

　　在全身麻醉下应用 UBE 技术经椎旁入路行椎间孔减压术。在内镜下，对右侧 L3 出口神经根进行减压，切除上关节突的骨刺（图 9.7e）。术后 MRI 和 CT 扫描证实右 L3~L4 椎间孔得到充分减压（图 9.7c、9.7d、9.7g）。手术后，患者症状立即消失。

9.5.2　病例 2：椎旁入路椎间盘切除术和 L3~L4 左侧上关节突尖部切除术

　　患者男性，56 岁，左大腿前侧疼痛 5 天，疼痛较剧、不能行走。疼痛分布于左侧 L3 皮节。左侧直腿抬高试验 30°，右侧阴性。神经性间歇性跛行距离为 200~300 m。左侧屈髋肌力为 3 级。左腿疼痛 VAS 评分为 9 分。术前 MRI 和 CT 显示 L3~L4 左侧椎间盘突出伴椎间孔狭窄（图 9.8a~9.8d）。

　　在全身麻醉下应用 UBE 技术经椎旁入路行椎间孔减压术及椎间盘切除术。在内镜下，于左

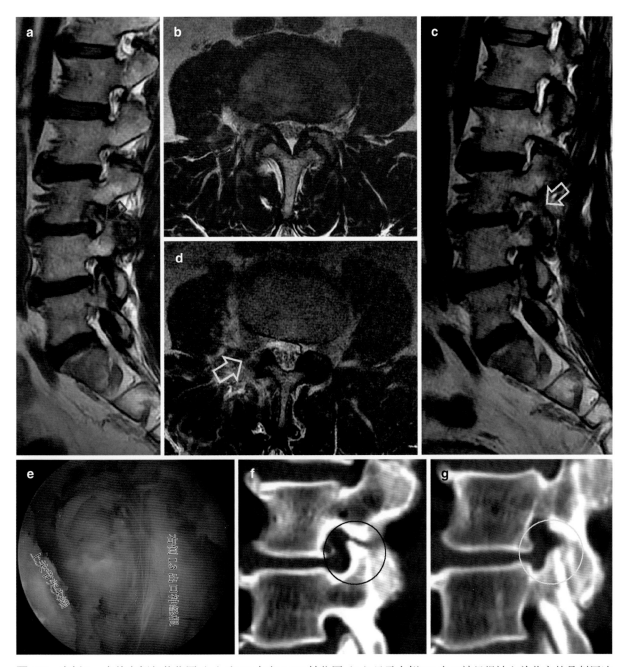

图 9.7　病例 1。术前右侧矢状位图（a）和 T2 加权 MRI 轴位图（b）显示右侧 L3 出口神经根被上关节突的骨刺压迫（红色箭头）。术后右侧矢状位（c）和 T2 加权 MRI 轴位像（d）显示右侧 L3 出口神经根减压，右侧 L3~L4 椎间孔增宽（黄色箭头）。术中内镜视图显示，上关节突尖端被切除后，右侧 L3 出口神经根得到减压（e）。术前（f）和术后（g）的 CT 扫描显示右侧 L4 上关节突和骨刺（黑色圆圈）和上关节突尖端被切除（黄色圆圈），无腰椎不稳

L3 出口神经根的腋部发现了破裂的椎间盘肿块（图 9.8e）。椎间盘切除术后，用骨刀去除上关节突尖端进行椎间孔减压。术后 MRI 和 CT 扫描证实 L3~L4 左侧椎间孔得到充分减压（图 9.8 f~9.8h）。术后患者腿部疼痛立即改善，1 个月后肌力恢复。

9.5.3　病例 3：左侧椎旁入路 L3~L4 椎间盘切除术（视频 9.3）

一位 84 岁的女性患者因严重的左大腿外侧疼痛 2 个月来医院就诊。疼痛分布于左侧 L3 皮

视频 9.3

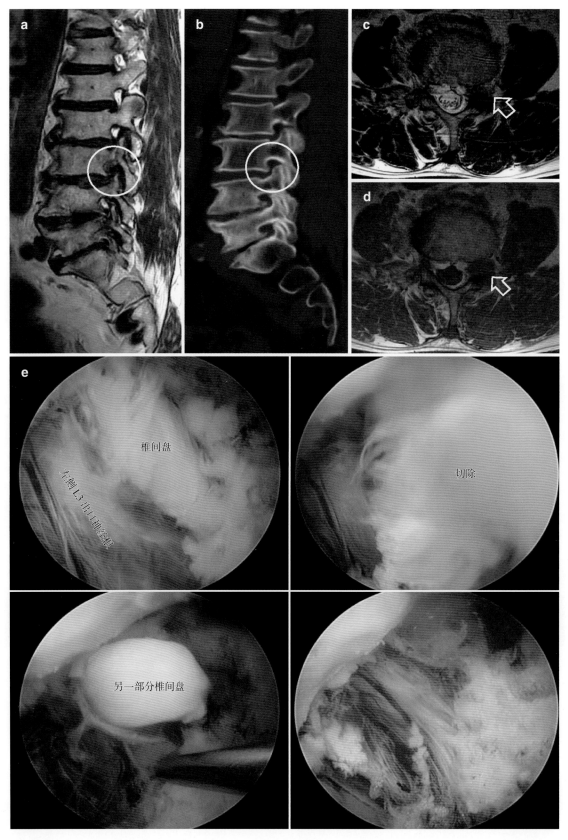

图 9.8　病例 2。术前左侧矢状位 T2 加权 MRI（a）和 CT 扫描（b）显示严重的椎间孔狭窄（白色圆圈），左侧
L3~L4 关节突肥大；T2（c）和 T1（d）加权 MRI 轴位图显示左侧 L3 神经根肿大（白色箭头）；术中内镜视图显示破
裂的椎间盘突出位于左侧 L3 出口神经根的下方（e）

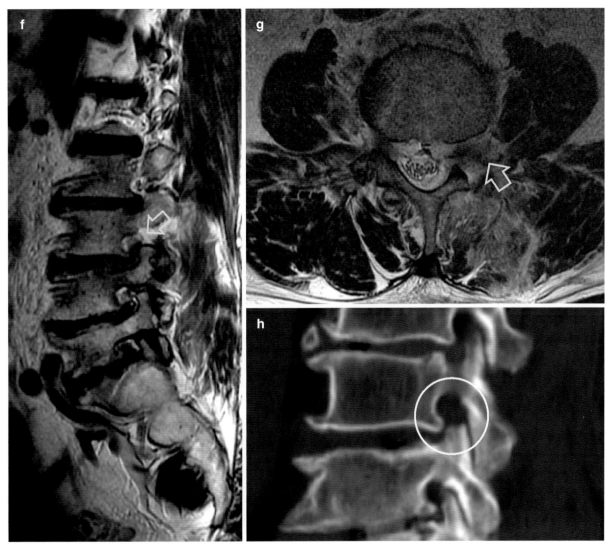

图 9.8（续） 术后矢状位（f）和轴向 T2 加权 MRI（g）显示左侧 L3 出口神经根肿胀得到改善（黄色箭头）；左侧矢状位 CT 扫描显示左侧 L4 上关节突尖端切除（白色圆圈）（h）

节。因为疼痛，她无法坐立。左侧直腿抬高试验 10°，右侧阴性。左侧屈髋肌力和踝关节背屈的肌力均为 3 级。左腿疼痛 VAS 评分为 9 分。术前 MRI 显示左侧 L3~L4 椎间孔有向上突出的椎间盘（图 9.9a、9.9b）。

　　在硬膜外麻醉下应用 UBE 技术经椎旁入路行椎间盘切除术。在内镜下，于左侧 L3 出口神经根下发现破裂的椎间盘。椎间盘切除术后，使得左侧 L3 出口神经根被减压，神经根的充血也随之消失。术后 MRI 和 CT 显示 L3~L4 左侧椎间孔得到充分减压（图 9.9c、9.9d）。术后患者

下肢疼痛 VAS 评分由 9 分改善至 1 分。术后 3 个月患者肌力恢复。

9.5.4　病例 4：右侧椎旁入路 L5~S1 椎间孔减压术（视频 9.4）

　　男性患者，62 岁，右侧臀部疼痛 1 年，加重数月，伴间歇性跛行。经保守治疗 8 个月，效果不佳。患者左下肢疼痛的 VAS 评分是 6 分，直腿抬高试验阴性，神经性间歇性跛行距离为 400~500 m，肌力正

视频 9.4

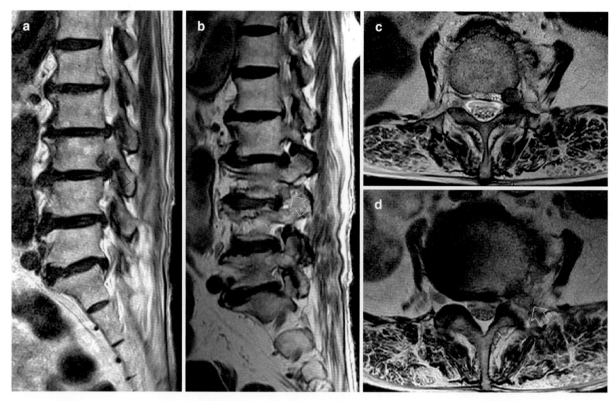

图 9.9　病例 3。术前左侧矢状位 T2 加权 MRI（a）和 T2 加权 MRI 轴位图（b）显示：L3~L4 左侧椎间孔可见向上突出的椎间盘（红色箭头）。术后左侧矢状位（c）和轴向 T2 加权 MRI（d）显示，椎间盘已被切除，左侧 L3 出口神经根仍然肿胀（黄色箭头）

常。术前 MRI 和 CT 显示右侧 L5~S1 椎间孔狭窄，无腰椎节段不稳（图 9.10a~9.10c）。

在硬膜外麻醉下，采用 UBE 技术经椎旁入路行椎间孔减压术。在内镜下，可以看到椎间盘突出和椎间孔区域黄韧带肥厚，神经孔受压（图 9.10d）。

术后 MRI 和 CT 证实右侧 L5~S1 椎间孔充分减压（图 9.10e~9.10g）。术后患者症状好转，步态异常立即得到恢复。

9.6　并发症及其处理

9.6.1　出血

内镜视野偶尔会因根动脉大出血而被遮蔽，给手术带来许多困难。最好的方法是在出血发生前使用射频电极对小血管进行凝固，即预止血。

其他的止血方法比如用血管夹结扎小血管。

如果出血严重到影响手术的程度，可以将内镜尽可能靠近可能出血的病灶，暂时增加水压冲洗出血，找到出血的病灶，用小号射频电极进行凝血（视频 9.5）。

视频 9.5

使用骨蜡可以有效地控制骨面出血。术后必须使用负压引流管引流神经根和周围肌肉的渗出物，防止硬膜外血肿。

9.6.2　硬膜撕裂和神经根刺激

硬膜撕裂较为少见，因为手术操作是在出口神经根周围进行。相反，术后麻木和感觉异常可能是由于操作时过度牵拉神经根，特别是当手术是围绕背根神经节进行时。因此，这个问题可以通过温和的手术操作来解决。

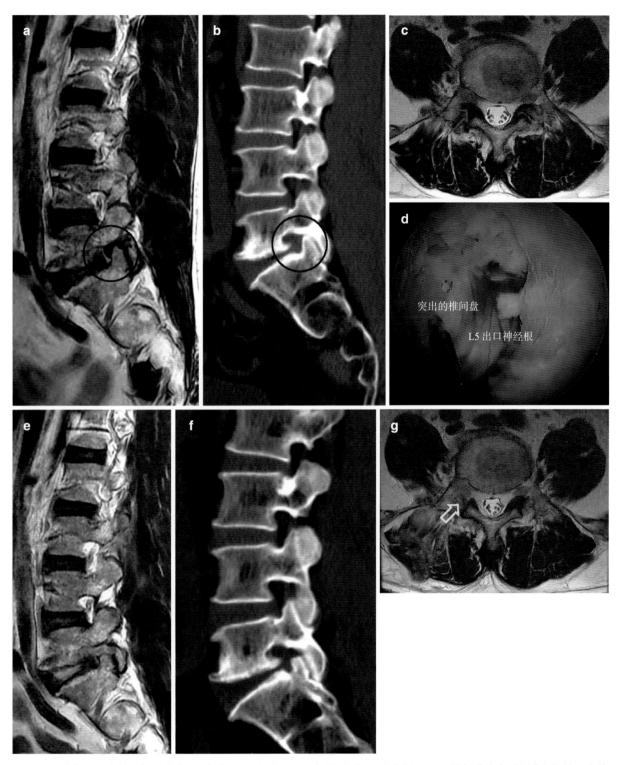

图 9.10 病例 4。术前右侧矢状位 T2 加权 MRI（a）和 CT 扫描（b）显示右侧 L5~S1 椎间孔狭窄（黑色圆圈）；术前 T2 加权 MRI 轴位像（c）显示右侧 L5 出口神经根周围增厚的椎间孔韧带（红色箭头）；术中内镜视图显示减压的 L5 出口神经根和突出的椎间盘（d）；术后右侧矢状位（e）和 CT 扫描（f）显示椎间孔韧带被切除，上关节突尖端部分被切除；术后 T2 加权 MRI 轴位像（g）显示切除椎间孔韧带后右侧 L5 出口神经根得到减压（黄色箭头）

9.7　手术技巧和风险

　　下面介绍一些手术技巧。①如果解剖结构混乱，椎间盘造影会有帮助；②使内镜与器械向内操作的夹角为30°~40°；③为操作提供更大的空间，可以更容易去除上关节突尖端；④在进行上关节突尖端切除时，内镜牵开器有利于保护出口神经根；⑤一些外科医生对上关节突的切除不够，因为他们担心过度切除上关节突可能引起腰椎不稳。然而，这可能导致神经减压不充分，并伴有持续性症状。根据生物力学研究，由于切除后的关节再生，少于75%的切除不会引起腰椎节段不稳[8,9]。对神经进行充分减压的重要性应该高于保持小关节完整的重要性。最后，如果根动脉出血，则需要将其结扎以保持清晰的手术视野。

参考文献

[1] Bose K, Balasubramaniam P. Nerve root canals of the lumbar spine. Spine (Phila Pa 1976). 1984;9(1):16–8.

[2] Youn MS, Shin JK, Goh TS, Lee JS. Clinical and radiological outcomes of endoscopic partial facetectomy for degenerative lumbar foraminal stenosis. Acta Neurochir. 2017;159(6):1129–35.

[3] Choi G, Lee SH, Bhanot A, Raiturker PP, Chae YS. Percutaneous endoscopic discectomy for extraforaminal lumbar disc herniations: extraforaminal targeted fragmentectomy technique using working channel endoscope. Spine (Phila Pa 1976). 2007;32(2):E93–9.

[4] Heo DH, Sharma S, Park CK. Endoscopic treatment of extraforaminal entrapment of L5 nerve root (far out syndrome) by unilateral biportal endoscopic approach: technical report and preliminary clinical results. Neurospine. 2019;16(1):130–7.

[5] Kim JE, Choi DJ. Bi-portal arthroscopic spinal surgery (BASS) with 30 degrees arthroscopy for far lateral approach of L5~S1 - technical note. J Orthop. 2018;15(2):354–8.

[6] Lee CW, Yoon KJ. The usefulness of percutaneous endoscopic technique in multifocal lumbar pathology. Biomed Res Int. 2019;2019:9528102.

[7] Takeuchi M, Yasuda M, Shima H, Funai M, Osuka K, Takayasu M. Surgical method for lumbar foraminal stenosis. No Shinkei Geka. 2012;40(4):319–23.

[8] Teo EC, Lee KK, Qiu TX, Ng HW, Yang K. The biomechanics of lumbar graded facetectomy under anterior-shear load. IEEE Trans Biomed Eng. 2004;51(3):443–9.

[9] Zhou Y, Luo G, Chu TW, Wang J, Li CQ, Zheng WJ, et al. The biomechanical change of lumbar unilateral graded facetectomy and strategies of its microsurgical reconstruction: report of 23 cases. Zhonghua Yi Xue Za Zhi. 2007;87(19):1334–8.

第 10 章 单侧双通道脊柱内镜经对侧椎板下入路治疗椎间孔（椎间孔外）狭窄的减压技术

Ji Yeon Kim, Dong Hwa Heo, Hyun Jin Hong, and Cheol Woong Park

10.1 简介

腰椎节段的出口神经根通过椎弓根下方和上关节突的椎间孔，在远端区域向下弯曲走行。出口神经根在椎间孔区和椎间孔外区所受到的卡压通常是由黄韧带[1]增厚和关节突关节增生引起的。在这些情况下，通过切除增厚的黄韧带和上关节突的尖端，可以有效地减低出口神经根受到的压力。椎间盘和与之并存骨赘的突出也压迫椎间孔区出口神经根的腹侧，还扭曲神经根在远端区域的自然走向。在这些病例中，应确认致病因素并切除腹侧的病变，以达到最佳神经减压效果，恢复神经根下移的平滑角度。

经对侧椎板下入路脊柱内镜治疗腰椎间孔狭窄及合并侧隐窝或椎间孔外狭窄已在临床开展。单通道内镜系统的优点是小直径内镜和精细的手术器械可以穿过椎间孔间隙，几乎与椎间盘平行，即使在椎间盘突出症中神经根没有被回纳的情况下，也可以进行椎间孔和椎间孔外神经根减压[2-4]。UBE 手术同样能进入椎间孔区域，并经对侧椎板下入路来治疗侧隐窝和椎间孔狭窄病变，以取得良好的疗效[5-7]。此外，随着器械和技术的发展，UBE 系统可以通过对侧椎板下入路进入椎间孔外区域，克服了在狭窄的椎间孔内器械相互拥挤造成术中操作不便的困难[8]（图

10.1）。因此，我们可以通过 UBE 经对侧椎板下入路治疗侧隐窝、椎间孔区和椎间孔外区并存的狭窄。

10.2 适应证和禁忌证

我们推荐这种技术主要用于治疗神经根型病变，如出口神经根在狭窄的椎间孔和椎间孔外区域受压、神经根在侧隐窝区域受压，而不是用于治疗以背部和臀部疼痛为主要症状的病变。

该技术对于 L5~S1 节段来说可能是个挑战，因该节段具有关节突关节较宽和椎间隙倾斜的特点[9]。在 L5~S1 腰骶移行椎的病例，不可能对椎间孔外区狭窄的背侧部分进行充分减压。在这种情况下，应该首选椎旁入路 UBE 切除术或融合术。

如果患者因椎间孔和椎间孔外狭窄引起明显症状，但侧隐窝没有明显的狭窄，通常首选经椎旁入路 UBE 手术，以避免对同侧未受影响的结构造成不必要的破坏。

10.2.1 适应证

- 单侧腰椎椎间孔和椎间孔外狭窄。
- 单侧腰椎椎间孔内和椎间孔外狭窄伴有双侧中央或侧隐窝狭窄。

- 单侧并存的腰椎侧隐窝、椎间孔狭窄和椎间孔外狭窄。

10.2.2　扩展适应证

- 经椎间孔减压术后复发性椎间孔区狭窄。
- 特殊 L5~S1 病变。

10.2.3　相对禁忌证

- 椎旁入路减压术后复发性椎间孔外区狭窄。

10.2.4　禁忌证

- 显著腰背部机械性疼痛。
- 伴有退行性或峡部裂不稳定型腰椎滑脱。
- 双侧有症状的椎间孔和椎间孔外狭窄。
- 腰骶部移行椎 L5~S1 椎间孔外狭窄。

10.3　特殊器械（请参阅器械章节中的详细图表）

在术中应用该技术时，脊柱内镜和器械是越过硬膜进入狭窄的椎间孔区域。配套的器械、合适的进入角度和对神经的保护是成功实现减压的关键。

（1）3.5 mm 和 3.0 mm 的磨钻沿出口神经根的走向，紧贴骨质磨除。

（2）工作套管以合适的方向经对侧椎板入路进入术区。

（3）为避免高速磨钻损伤，使用内镜牵开器来保护神经和血管。

（4）用曲棍球柄型骨凿去除对侧上关节突尖端。

10.4　麻醉和体位

患者取俯卧位在全身麻醉或硬膜外麻醉下行双通道内镜手术，俯卧位与屈曲位使椎板间隙增宽，增大狭窄的椎间孔。术中取屈曲位可以减少过度的椎板下骨磨除，并在扩大椎间孔时减少对已经受压的出口神经根的损伤。

10.5　经对侧椎板下入路治疗椎间孔和椎间孔外病变的手术步骤

手术步骤的概述参见图 10.1。

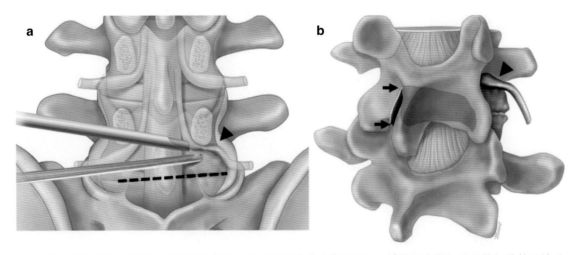

图 10.1　经左侧椎板下入路 UBE 下治疗右侧椎间孔和椎间孔外狭窄的概述。神经根在椎间孔和椎间孔外区域（a，黑色三角），由于小关节的增生和椎间盘的突出而受到严重压缩和扭曲。当内镜和器械进入对侧椎间孔区时，必须进行同侧椎板切开（b，黑色箭头）和对侧椎板下磨除（b，绿色区域）。器械应以几乎平行于椎间盘间隙（a，黑色虚线）的角度通过椎板下空间，才能安全到达椎间孔外间隙

10.6　经左侧入路治疗对侧（右侧）病变的手术步骤

10.6.1　建立双通道

在 C 臂透视的引导下，在目标区域插入脊椎穿刺针进行透视来确认病变节段水平。通常，在同侧椎弓根内缘建立两个皮肤切口（图 10.2a、10.2b）。如果我们在 L4~L5 水平进行手术，则在 L4 和 L5 椎弓根内缘建立两个同侧的皮肤切口，用于对侧侧隐窝和椎间孔狭窄减压。器械的头倾角度利于对椎间孔进行有效减压（图 10.2b）。然而，倘若需行对侧椎间孔外减压，

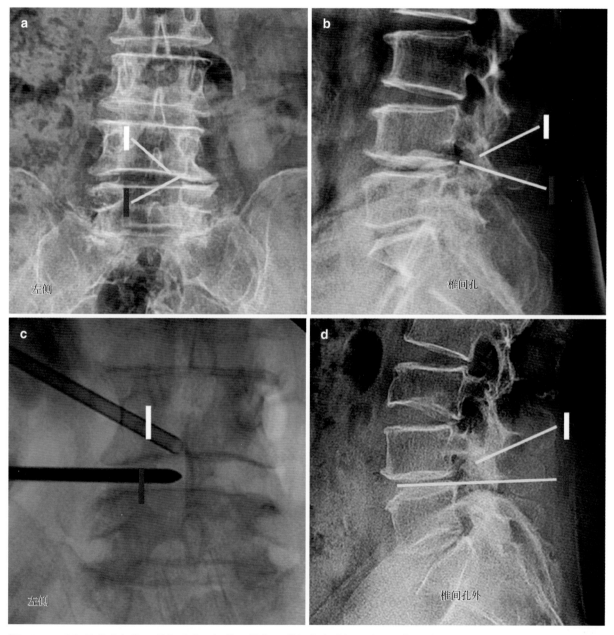

图 10.2　两个通道（白线：观察通道；红线：操作通道）的皮肤切口点，左侧入路行对侧 L4~L5 水平的椎间孔减压（a、b），以及椎间孔外减压（c、d）。对侧椎间孔减压术通常使用 L4 和 L5 椎弓根内缘的通道入路进行（a、b）。而进行对侧椎间孔外区减压时，操作通道应靠近 L4~L5 椎间盘（c）的下终板，几乎平行于椎间盘间隙（d），以最佳的角度到达椎间孔外区域

操作通道应建立在靠近 L4~L5 椎间盘下终板水平，以获得与椎间隙几乎平行的最佳椎间孔外入路角度（图 10.1a 和 10.2c、10.2d）。插入逐级扩张器，建立操作通道，随后，沿着扩张器置入一个鞘管，以利于灌注的生理盐水引流畅通。

10.6.2　对侧椎板下骨性减压至椎间孔内侧缘（视频 10.1 和图 10.3）

为了对右侧腰椎出口神经根进行减压，我们首先进行了左侧椎板的切除术，并对棘突椎板交界处进行磨除，直到暴露双侧黄韧带的近端。在显露黄韧带的 Y 形近端区域后（图 10.3a），通过对对侧椎板下密质骨和部分松质骨进行磨除骨质减压，来获得手术操作空间（图 10.3b、10.3c）。磨除对侧椎板下骨，分离对侧黄韧带后可同时确定椎板边缘和上关节突（图 10.3d、10.3e），用磨钻向近端外侧扩大磨至椎弓根，直到黄韧带边缘止点分离（图 10.3e）。在保留黄韧带的情况下，对侧小关节和椎弓根的内侧边界在椎板下减压后可清楚地被暴露出来（图 10.3f）。

视频 10.1

如果患者因双侧侧隐窝狭窄或中央狭窄而出现双侧小腿疼痛的症状，则应切除同侧黄韧带，行同侧走行神经根减压术。

10.6.3　侧隐窝减压和椎间孔减压（视频 10.1 和图 10.3）

用刮匙和双头神经剥离子将黄韧带的边缘从椎间孔入口处分离出来（图 10.3g），在剥离硬膜外的同时用内镜牵开器的拉钩分离黄韧带，然后切除对侧半的黄韧带（图 10.3h）。另外对下关节突内缘和上关节突尖端进行磨除，从而显露椎间孔和对侧隐窝减压（图 10.3i）。用椎板咬骨钳和髓核钳去除椎间孔入口的黄韧带和上关节突尖端，直到显露整个椎间盘高度和出口神经根的近端部分（图 10.3j）。随后，用小号磨钻和弧型椎板咬骨钳去除残留的上关节突尖端和增厚的椎间孔韧带（图 10.3k、10.3l）。在脊柱内镜直视下用镜外鞘管拉钩保护神经根和硬膜，使用小号磨钻和髓核钳去除压迫椎间孔出口神经根的椎间盘和椎间孔区韧带骨赘（图 10.3m）。术中显露出椎间孔处已被减压的出口神经根，若此时患者没有合并椎间孔外狭窄病变，我们通常会结束手术（图 10.3n）。

10.6.4　椎间孔外减压和远端区域减压（视频 10.2 和图 10.4）

如果患者在椎间孔外区域有神经压迫性病变，我们应该考虑进行额外的椎间孔外减压术，以

视频 10.2

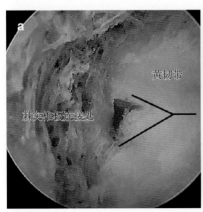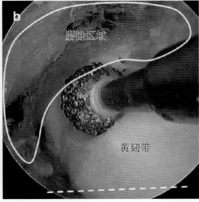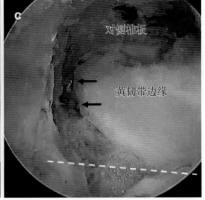

图 10.3　经左侧入路双通道内镜下行对侧椎板下椎间孔减压术治疗右侧 L5~S1 椎间孔狭窄及椎间盘突出。首先在同侧椎板开窗并将棘突椎板连接处磨除（a）。将对侧椎板下骨磨除至椎间孔内侧入口（b~f）

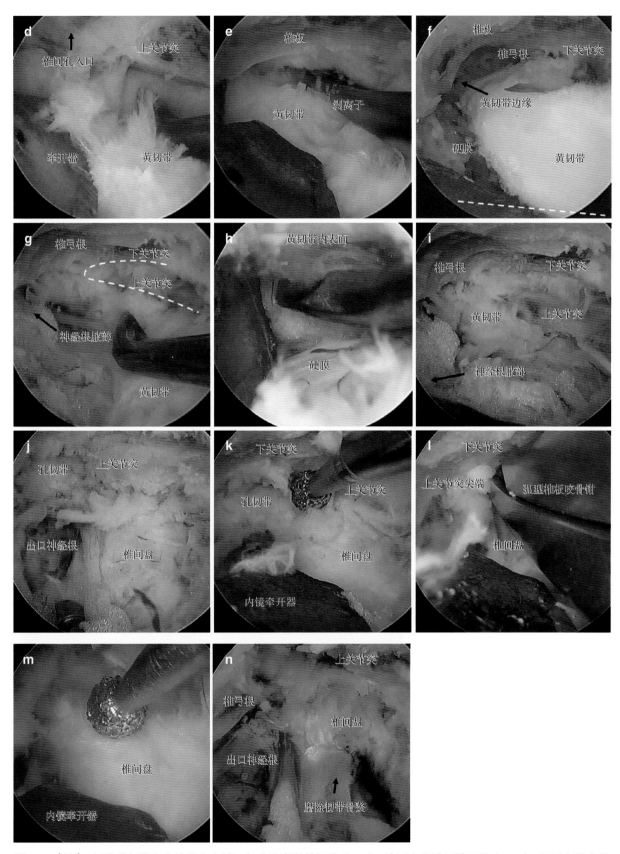

图 10.3（续） 切除黄韧带和上关节突尖端，扩大狭窄的椎间孔（g~j）。为了充分减压神经根（k、l），还需行扩大的上关节突切除和椎间孔区椎间盘切除术。镜下磨除压迫神经根的韧带骨赘（m），神经根得到充分减压（n）

获得充分的神经根松解疗效。此外，如果我们术前计划进行椎间孔外减压（图10.1），操作通道应靠近椎间盘水平，以进入椎间孔外和远端区域进行手术（图10.2c、10.2d）。

首先行椎间孔切开术并磨除赘生物以扩大椎间孔空间，从而将受压的出口神经根和椎间孔外的突出椎间盘之间的空间打开。这关键的一步扩大了进入椎间孔外区域的操作空间，使在对椎间孔外椎间盘进行操作的过程中，进一步防止了狭窄的椎间孔内压力的增加（图10.3n、10.4a）。此时，在出口神经根和突出的椎间盘之间的空间置入弧型咬骨钳，并移除上关节突尖端残余的外侧半部分，从而解除背侧神经根受到的压迫。然后完全暴露椎间孔外突出的椎间盘，并使用上

翘髓核钳将其切除，同时注意不要损伤该节段动脉和神经根（图10.4b）。使用3 mm磨钻磨除出口处顶压神经根的残存韧带骨赘（图10.4c、10.4d），术中发现在远端区残留椎间盘压迫扭曲了出口神经根的走行（图10.4e）。切除残留椎间盘后，出口神经根从出孔区至远端区已得到完全减压（图10.4f）。该节段的走行神经根也得到了充分减压（图10.4g）。椎间孔和椎间孔外减压术所有操作中背侧神经根均无牵拉，患者术后没有出现感觉障碍[2]。术中使用X线透视下确认减压范围（图10.4i）。术中在椎间孔减压范围内放置引流导管，以防止术后出现血肿（图10.4h）。图中的病例显示经左侧入路UBE行对侧腰椎椎间孔减压术，右侧侧隐窝及椎间孔外区

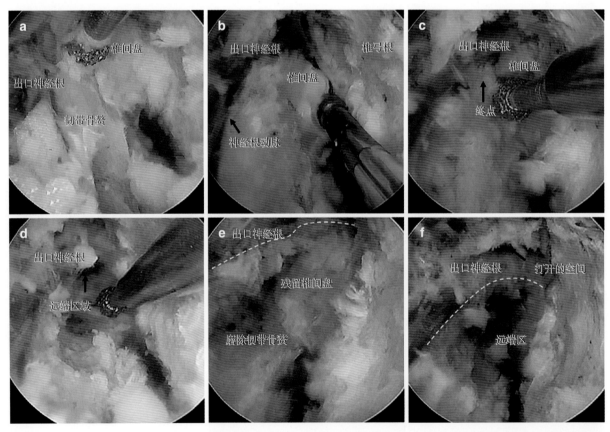

图10.4　椎间孔区减压后进行椎间孔外减压及右侧L5~S1椎间孔外远端区减压。用磨钻磨去韧带骨赘以显露椎间孔外区突出的椎间盘（a）。切除椎间孔外突出的椎间盘（b）后，显露远端区域，磨除靶点病灶（c、d），使用角度髓核钳去除压迫和扭曲神经的残留椎间盘（e）。最后，将神经根从神经孔区完全减压，神经根向下弯曲至远端区，恢复自然下角（f）

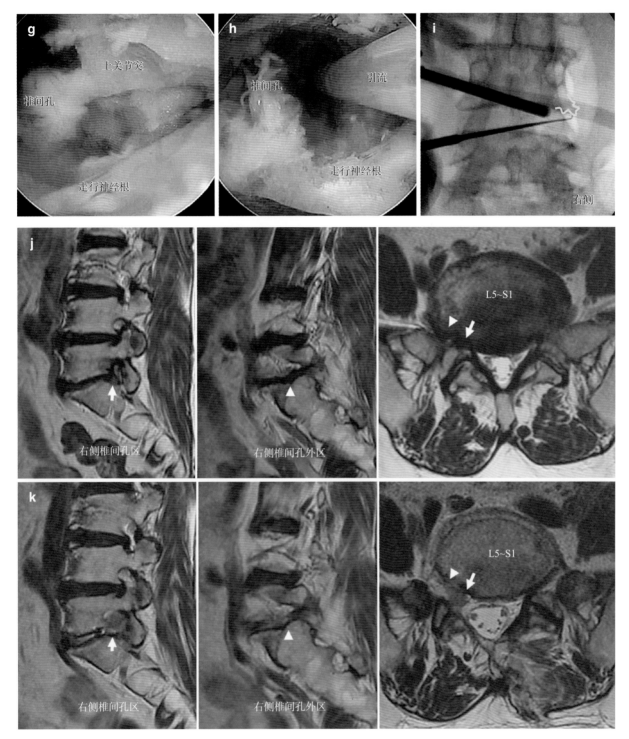

图 10.4（续）　手术结束前，还需确认走行神经根已减压充分（g）和置入引流管（h）。通过术中 X 线确定减压范围及终点（曲折黄线）（i）。术前 MRI 显示 L5~S1 水平右侧侧隐窝狭窄、椎间孔和椎间孔外狭窄（j）。术后 MRI 显示右侧 S1 走行神经根和 L5 出口神经根减压成功，同时保留小关节（k）（白色箭头为椎间孔区，白色三角为椎间孔外区）

减压效果良好（图 10.4j、10.4k）。

10.6.5 彻底减压的终点和最终确认方法
（视频 10.2，图 10.5）

彻底减压的终点一般在出口神经根开始

自然成角向下弯曲的远端区域[2,4]（图 10.5a、10.5c）。可以通过确认神经根出现拨动，缺血的神经根恢复血运和在内镜直视下出口神经根恢复自然成角的方法来评估减压是否充分（图 10.4f、10.5b 和 10.5d）。

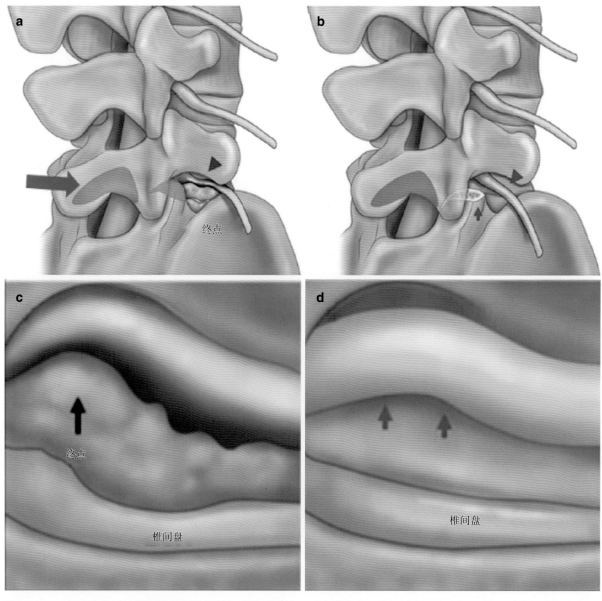

图 10.5 双通道内镜下对侧腰椎椎间孔及椎间孔外区域减压手术的终点。出口神经根在椎间孔外区域受到突出的椎间盘和上关节突的严重压迫和扭曲（红色三角）。终点处可见上一节段椎体远端外侧边缘突出的骨赘和椎间盘（a、c），去除上关节突（a，蓝色半圆区；b，蓝色箭头）和椎间盘切除是充分减压神经根（b，蓝色三角）所必需的。终点区域切除对于解决椎间孔外和远端区域的神经根受压变形是很有必要的（b 和 d）

10.7 右侧入路治疗左侧对侧椎间孔和椎间孔外病变的手术步骤

10.7.1 建立双通道

在目标区域插入脊椎穿刺针，通过透视下图像增强技术确认其轨迹（图 10.6a、10.6b）。对于右侧入路，观察通道应该位于下位腰椎椎弓根内侧区域，但是操作通道应尽量靠近椎间盘上终板（图 10.6c、10.6d），以获得几乎平行于椎间隙的最佳的椎间孔外入路角度。再沿着逐级扩张器置入工作鞘管。

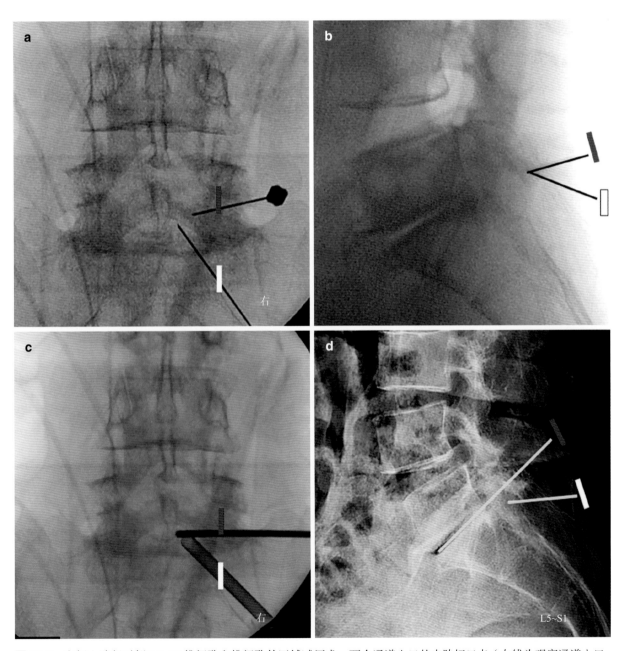

图 10.6　右侧入路行对侧 L5~S1 椎间孔和椎间孔外区域减压术，两个通道入口的皮肤切口点（白线为观察通道入口；红线为操作通道入口）。在切开皮肤前，使用脊椎穿刺针确认观察通道和操作通道的轨迹。操作通道应靠近椎间盘上终板的位置（c、d），而不是椎弓根区域

10.7.2　对侧椎板下骨质磨除与椎间孔和椎间孔外区域减压（视频 10.3，图 10.7）

视频 10.3

在右侧入路中，内镜以尾倾角接近椎间孔区域，可以拥有比左侧入路更广泛和清晰的椎间孔空间的视野（图 10.7a~10.7f）。然而，操作器械此时只能显示靠近出口神经根的椎间孔区域（图 10.7g~10.7j）。在出口神经根下方磨除突出的钙化韧带增生组织时，这些手术操作会增加损伤和撕裂神经根的风险。我们建议使用骨凿去除非常靠近出口神经根的骨赘，特别是椎间孔外区域的骨赘（图 10.7k）。此外，由于操作器械的头尾存在倾角，难以到达终点区域进

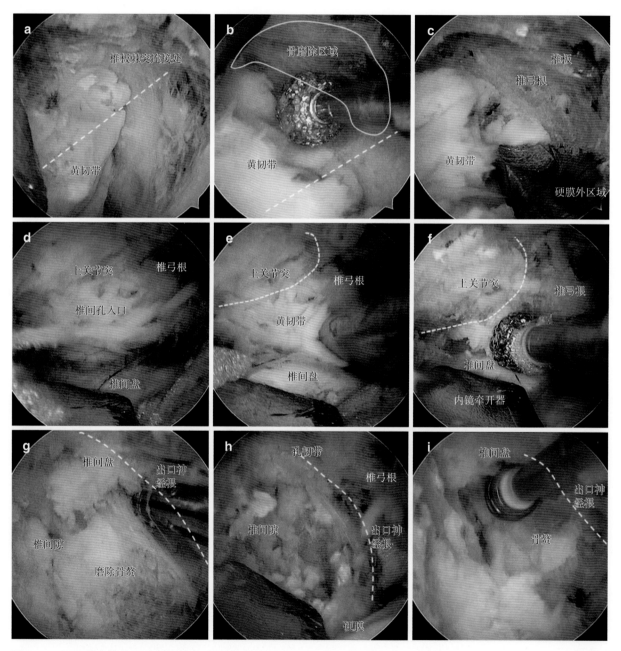

图 10.7　双通道内镜下经右侧入路行对侧椎板下椎间孔减压术治疗左侧 L5~S1 椎间孔狭窄及椎间盘突出。行同侧椎板开窗，在与椎板棘突连接处磨除骨赘（a），在对侧椎板下进行磨除骨赘（b、c），黄韧带切除（d、e），上关节突钻孔（f），椎间孔减压（g、h），椎间孔外减压（i、j）

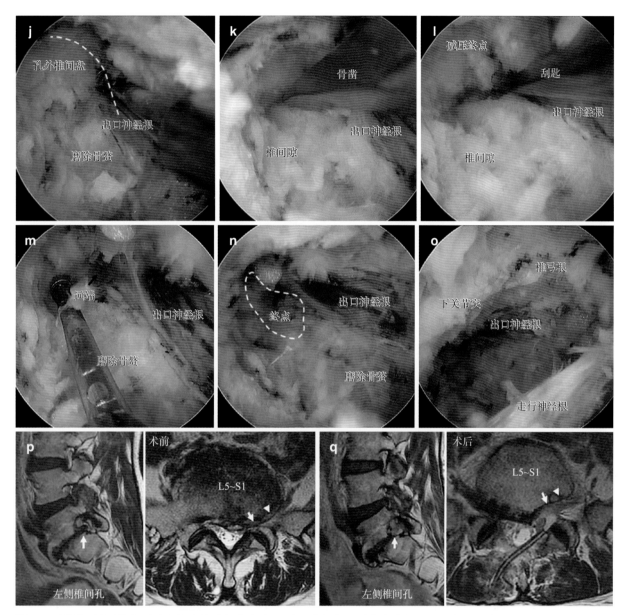

图 10.7（续） 使用骨凿对减压终点处进行凿除（k、l）。在保留下关节突的情况下，将出口神经根从椎间孔区完全减压至远端区域（m~o）。术前 MRI 显示左侧 L5~S1 水平侧隐窝狭窄和椎间孔外狭窄（p）。术后 MRI 显示左侧 S1 走行神经根和 L5 出口神经根减压成功（q）

行减压。因此，各种带弧度的器械，如向上弯曲的凿刀、向上弯曲的钳子和弯曲的刮匙，都有助于到达终点区域进行减压（图 10.7l）。通过右侧入路减压 L5~S1 椎间孔外腹侧区是一个挑战。病例展示（图 10.7p、10.7q）的内镜视野图（图 10.7m~10.7o）显示通过右侧入路行对侧椎板下

椎间孔减压术成功减压 L5~S1 椎间孔和椎间孔外区域。椎间孔和椎间孔外区域发生狭窄的主要原因是腹侧钙化的突出椎间盘和增生的韧带骨赘。虽然是在 L5~S1 水平右侧入路减压椎间孔外区域，但在没有牵拉背侧神经根的情况下，也可以清晰地去除这些致压因素（图 10.7）。

10.8　病例展示

10.8.1　病例 1

女性患者，59 岁，右下肢 L4 神经支配区域突发剧烈疼痛。患者左下肢也有神经根性疼痛，主要沿后外侧放射，疼痛进行性加重。我们采用了双通道内镜下行左侧单侧椎板开窗 + 双侧侧隐窝减压术 + 对侧椎间孔和椎间孔外区域减压术。术后 MRI 显示双侧侧隐窝及右侧椎间孔区、椎间孔外区得到充分减压（图 10.8）。术后患者下肢根性疼痛症状明显改善。

10.8.2　病例 2

女性患者，59 岁，右下肢 L4、L5 神经根支配

区域出现疼痛，左下肢后外侧神经根性疼痛。术前 CT 和 MRI 显示右侧椎间孔狭窄（白色箭头）和椎间孔外椎间盘突出（白色三角），并伴有 L4~L5 水平的双侧侧隐窝狭窄。L4~L5 水平右侧小关节有较大骨赘阻碍椎旁入路或经椎间孔入路至椎间孔区（图 10.9）。我们采用了双通道内镜下左侧单侧椎板开窗 + 双侧侧隐窝减压术 + 对侧椎间孔和椎间孔外减压术。术后 MRI 和脊柱内镜下图片显示双侧侧隐窝、右侧椎间孔和椎间孔外区域已被充分减压，小关节保留完好。术后，患者臀部和下肢根性疼痛的症状明显改善（图 10.9）。

10.8.3　病例 3

男性患者，87 岁，左下肢 L3、L4 支配区突

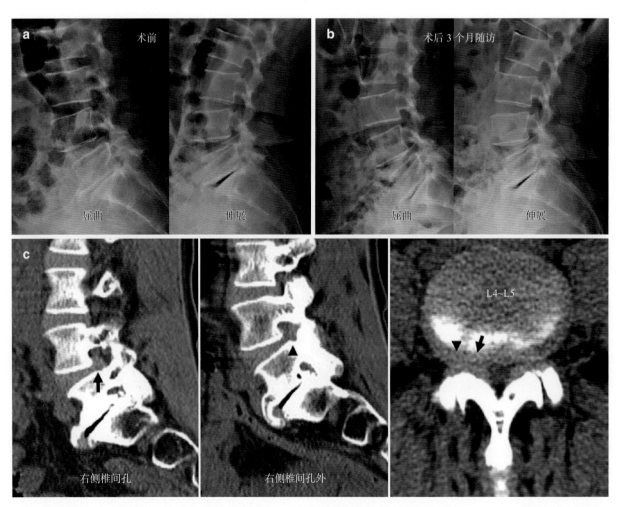

图 10.8　病例 1。术前及术后 3 个月随访 X 线（a、b）显示腰椎节段均无明显不稳。术前 CT 显示椎间孔区（黑色箭头）和椎间孔外区（黑色三角）椎间盘突出，右侧 L4~L5 平面无明显骨刺（c）

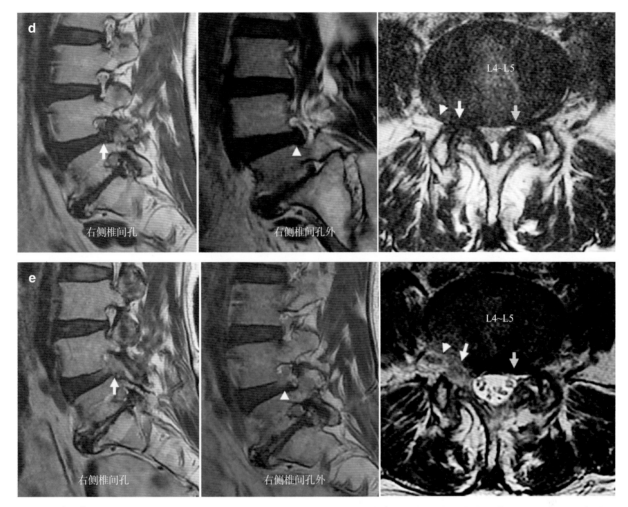

图 10.8（续） 术前 MRI 显示右侧椎间孔狭窄（白色箭头）和椎间孔外突出的椎间盘（白色三角）以及 L4~L5 水平的双侧侧隐窝狭窄（黄色箭头）（d）。术后 MRI 显示右侧 L4 出口神经根（白色箭头和三角）和双侧侧隐窝（黄色箭头）减压充分，小关节保留良好，椎间孔及椎间孔外突出的椎间盘已全部被切除（e）

发性疼痛，伴有双侧臀部放射性疼痛，左下肢乏力。术前 CT 和 MRI 显示左侧椎间孔狭窄和椎间孔外椎间盘突出，L4~L5 水平合并双侧侧隐窝狭窄（图 10.10）。我们采用了双通道内镜下行右侧单侧椎板开窗＋双侧侧隐窝减压术＋对侧椎间孔和椎间孔外减压术。术后 MRI 和内镜照片显示双侧侧隐窝、左侧椎间孔区和椎间孔外区已被充分减压（图 10.10）。术后患者神经功能受损和神经根疼痛等症状均得到改善。

10.9　并发症及其处理

为使内镜和器械轻松地越过硬膜囊对侧椎

孔区，避免出现不必要的神经损伤，应建立足够的椎板下空间。神经根腋部有丰富的硬膜外静脉丛，尽管血管出血量小，但仍应进行细致的止血，以确保清晰的内镜术野（图 10.11a）。控制好骨面渗血，使用骨蜡填压椎间孔内侧区，使得椎间孔减压时有清晰的内镜视野（图 10.11b）。

椎间盘切除术中根动脉撕裂会导致大量出血，使内镜术野变得模糊。黄韧带对根动脉的损伤可能会引起神经灼热损伤和术后感觉障碍。因此，术中明确识别相关结构，再进行椎间盘切除术，对于保证术中安全和成功减压至关重要（图 10.11c）。如果椎间孔外出血不能控制，应在椎间孔深部附近置入引流管以防止腹膜后血肿（图10.4h）[10]。

在上关节突增生严重挤压出口神经根的情况下，如果在上关节突上进行凿削，可能引起出口神经根的压伤。此外，对于因椎间孔严重狭窄而神经根受损的患者，不建议对上关节突进行凿

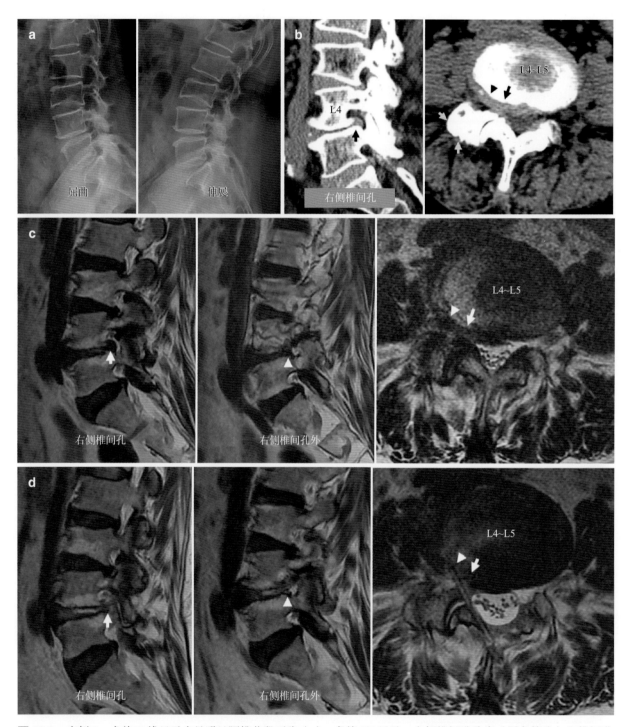

图 10.9　病例 2。术前 X 线显示未见明显腰椎节段不稳（a）。术前 CT 显示：右侧椎间孔狭窄（黑色箭头）和椎间孔外椎间盘突出（黑色三角），在 L4~L5 水平有突出的赘生物（b）。右侧小关节有较大骨赘（b，黄色箭头）。术前 MRI 显示右侧椎间孔狭窄（白色箭头）和椎间孔外椎间盘突出（白色三角），L4~L5 平面双侧侧隐窝狭窄（c）。术后 MRI 显示右侧 L4 出口神经根（白色箭头和三角）及双侧侧隐窝减压充分（d）

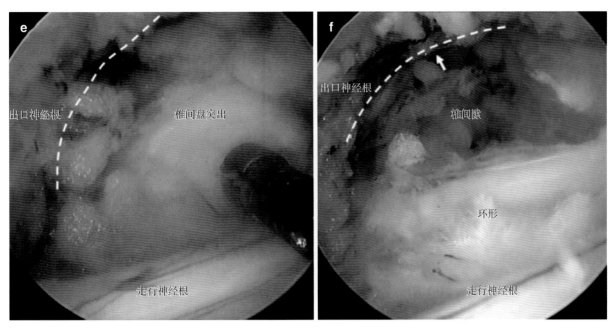

图 10.9（续） 术中可见椎间孔外椎间盘突出，并且压迫和扭曲出口神经根（白色虚线）（e）。切除椎间孔及椎间孔外突出的椎间盘后，对出口神经根进行充分减压，恢复其在椎间孔外区向下成角的自然走行（白色箭头及虚线）（f）

削。在这种情况下，应首选磨钻和弧型椎板咬骨钳来逐步磨除上关节突。

所有椎间孔区和椎间孔外区手术操作都应在内镜牵开器对走行神经根和硬膜囊的保护下进行（图 10.7f、10.7h）。该方法避免了器械向椎间孔区推进时出现神经根撞击性损伤和因磨钻贴近神经根出现神经根撕裂性损伤。

当减压至远端区域空间后，应降低盐水输液压力，防止腹膜后积液[11]。

10.10　手术技巧和风险

我们必须让患者充分了解这项技术的潜在风险。对于双侧椎管狭窄伴单侧椎间孔和椎间孔外狭窄的病例，单侧入路可以最小切口解决双侧多处压迫。然而，需要权衡不必要的减压和对未受影响的同侧结构的破坏。

经对侧入路椎间孔外减压技术要求较高，可能会导致减压不足。在这种情况下，可能还需行额外的椎旁入路手术。

如需行对侧椎间孔外减压，应在靠近椎间盘

上终板或下终板处建立操作通道口，以获得最佳的椎间孔外入路角度。这样，手术器械通过与椎间隙几乎平行的狭窄的椎间孔时，不受骨性结构的阻挡，可进入椎间孔外及远端区域。此外，优化入路角度方法可以避免过度磨除下关节突，并在不引起背根神经节牵拉的情况下，实现沿神经根进行有效神经根减压。然而，仅进行对侧椎间孔外减压不需要改变常规的操作入路，我们可以通过后路腰椎减压术或椎间盘切除术的常用入路来解决单纯椎间孔狭窄的问题（图 10.2、10.6）。

使用磨钻或小号角度骨凿去除椎间孔间韧带骨赘是很有必要的，可以此创建更多的空间来确认椎间孔间隙，并在出口神经根和椎间孔外突出的椎间盘之间置入器械。磨除骨赘后所创造的椎间孔空间，可以减少椎间孔外减压时神经根损伤和根动脉撕裂的风险。然而，如果椎间盘腹侧不发生突出，可以在不侵犯椎间盘的情况下完成椎间孔和椎间孔外减压。

向远端减压可恢复出口神经根向下的平滑角度，有利于根性疼痛的缓解。如果在矢状位 MRI 上发现远端区出口神经根斜行呈角状并出

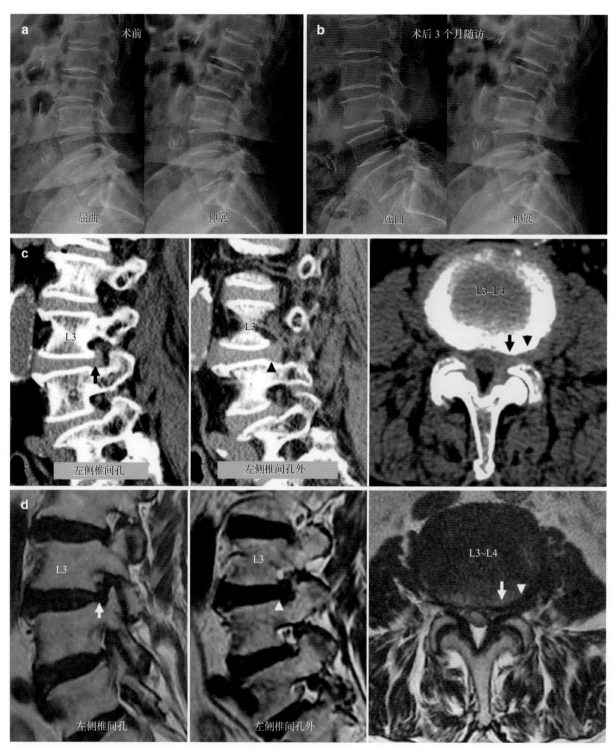

图 10.10　病例 3。术前及术后 3 个月随访 X 线显示均未见腰椎节段不稳（a、b）。术前 CT 显示椎间孔区（黑色箭头）和椎间孔外区（黑色三角）椎间盘突出，左侧 L3~L4 水平有骨刺（c）。术前 MRI 显示左侧椎间孔狭窄（白色箭头）和椎间孔外椎间盘突出（白色三角），L3~L4 平面双侧侧隐窝狭窄（d）

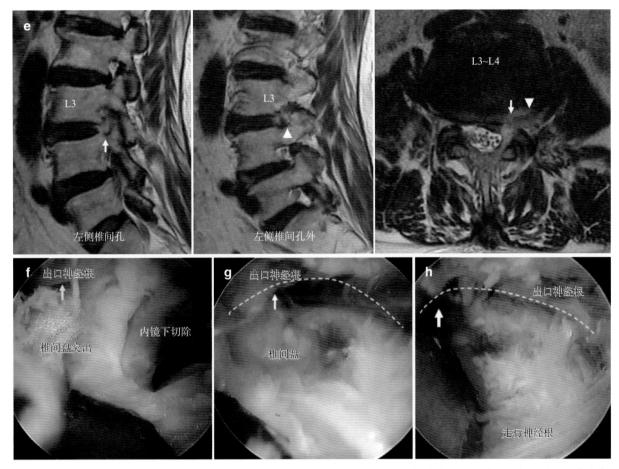

图 10.10（续） 术后 MRI 显示左侧 L3 出口神经根（白色箭头和三角）及双侧侧隐窝减压充分，双侧小关节保存良好（e）。术中影像显示椎间盘向椎间孔外突出，压迫和扭曲出口神经根（f，黄色箭头）。在确定出口神经根的受压程度后切除椎间孔外突出的椎间盘（g）。最后，出口神经根得到完全减压，并恢复了其在椎间孔外区向下成角的自然走行（h，白色箭头和虚线）

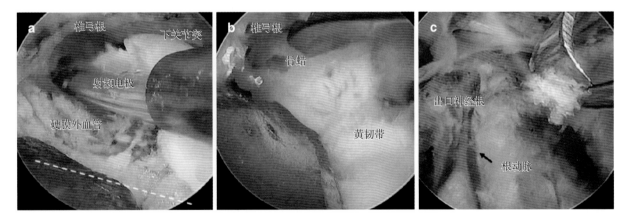

图 10.11　术中预防并发症的步骤。使用骨蜡填压来减少骨出血（b）以及对神经根腋部硬膜外血管电凝止血处理（a），这对于保持清晰的内镜术野来说是必不可少的。在神经根附近进行组织切除时，为防止血管损伤，根动脉和微小血管（黑色箭头）的识别和确认至关重要（c）

现扭曲，我们建议切除出口神经根的终点扭曲处的病变组织，以完成整个出口神经根的减压。

UBE 下经对侧椎板下入路减压椎间孔和椎间孔外有几个优点，这些优点可在上述病例和最近的技术报道中体现出来[8]。即便如此，仍需通过精心设计的长期随访研究来证实这些结论。

参考文献

[1] Olszewski AD, Yaszemski MJ, White AA 3rd. The anatomy of the human lumbar ligamentum favum. New observations and their surgical importance. Spine (Phila Pa 1976). 1996;21(20):2307–12.

[2] Kim HS, Kim JY, Wu PH, Jang IT. Effect of dorsal root ganglion retraction in endoscopic lumbar decompressive surgery for foraminal pathology: a retrospective cohort study of interlaminar contralateral endoscopic lumbar foraminotomy and discectomy (ICELF) versus transforaminal endoscopic lumbar foraminotomy and discectomy (TELD). World Neurosurg. 2021;148:e101–e14.

[3] Kim HS, Patel R, Paudel B, Jang JS, Jang IT, Oh SH, et al. Early outcomes of endoscopic contralateral foraminal and lateral recess decompression via an interlaminar approach in patients with unilateral radiculopathy from unilateral foraminal stenosis. World Neurosurg. 2017;108:763–73.

[4] Wu PH, Kim HS, Jang IT. How I do it? Uniportal full endoscopic contralateral approach for lumbar foraminal stenosis with double crush syndrome. Acta Neurochir. 2020;162(2):305–10.

[5] Akbary K, Kim JS, Park CW, Jun SG, Hwang JH. Biportal endoscopic decompression of exiting and traversing nerve roots through a single interlaminar window using a contralateral approach: technical feasibilities and morphometric changes of the lumbar canal and foramen. World Neurosurg. 2018;117:153–61.

[6] Heo DH, Kim JS, Park CW, Quillo-Olvera J, Park CK. Contralateral sublaminar endoscopic approach for removal of lumbar juxtafacet cysts using percutaneous biportal endoscopic surgery: technical report and preliminary results. World Neurosurg. 2019;122:474–9.

[7] Park JH, Jang JW, Park WM, Park CW. Contralateral keyhole biportal endoscopic surgery for ruptured lumbar herniated disc: a technical feasibility and early clinical outcomes. Neurospine. 2020;17(Suppl 1):s110–s9.

[8] Kim JY, Heo DH. Contralateral sublaminar approach for decompression of the combined lateral recess, foraminal, and extraforaminal lesions using biportal endoscopy: a technical report. Acta Neurochir. 2021;163(10):2783–7.

[9] Choi KC, Kim JS, Ryu KS, Kang BU, Ahn Y, Lee SH. Percutaneous endoscopic lumbar discectomy for L5~S1 disc herniation: transforaminal versus interlaminar approach. Pain Physician. 2013;16(6): 547–56.

[10] Ahn Y, Kim JU, Lee BH, Lee SH, Park JD, Hong DH, et al. Postoperative retroperitoneal hematoma following transforaminal percutaneous endoscopic lumbar discectomy. J Neurosurg Spine. 2009;10(6):595–602.

[11] Heo DH, Sharma S, Park CK. Endoscopic treatment of extraforaminal entrapment of L5 nerve root (far out syndrome) by unilateral biportal endoscopic approach: technical report and preliminary clinical results. Neurospine. 2019;16(1):130–7.

第 11 章　采用单侧双通道脊柱内镜进行远外侧综合征减压

Nam Lee, Sang Hyuk Park, and Jin Woo An

11.1　引言

远外侧综合征（far-out syndrome，FOS）是腰骶移行椎（lumbosacral transitional vetebrae，LSTV）的一种类型。LSTV 是腰骶连接区域的解剖变异，主要有 4 种类型[1,2]。其中，Ⅱ型表现为 L5 横突与骶骨之间的假关节，同时椎间孔高度低于正常值。因此，L5 神经根在远外侧区域被 L5 横突和骶骨假关节压迫产生的症状被定义为远外侧综合征（图 11.1）。治疗远外侧综合征的金标准是传统的显微镜减压手术或腰椎融合手术[3-6]。随着内镜手术系统的发展，现在我们可以使用 UBE 手术来有效地治疗这种疾病。该手术入路与 Wiltse 入路一样，需要对远外侧区域进行充分的减压[7]。

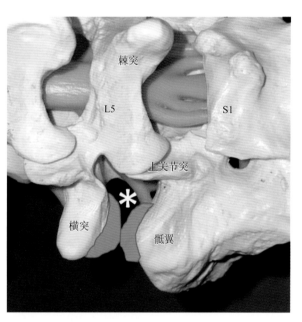

图 11.1　图片显示了椎间孔外压迫的基本概念。蓝色的覆盖区域表示肥大的横突和骶骨形成的假关节。L5 出口神经根在狭窄的区域受到压迫（＊）

11.2　适应证和禁忌证

UBE 手术的适应证和禁忌证与传统的显微镜减压手术非常相似。远外侧综合征合并 L5~S1 椎间孔狭窄和复发性远外侧综合征也可以通过该技术进行治疗。但是，Ⅱ度及以上的腰椎滑脱和节段性不稳定是该技术的禁忌证。

11.3　专用仪器

0° 内镜在 UBE 手术中最常用。射频电极对控制术中出血至关重要。带生理盐水冲洗通道的镜下磨钻和高速电钻一般用来处理骨性结构（图 11.2）。内镜牵开器有助于防止神经根损伤。弧型椎板咬骨钳对椎间孔区域的减压非常有用。所有常规手术器械均可用于该技术（图 11.3）。

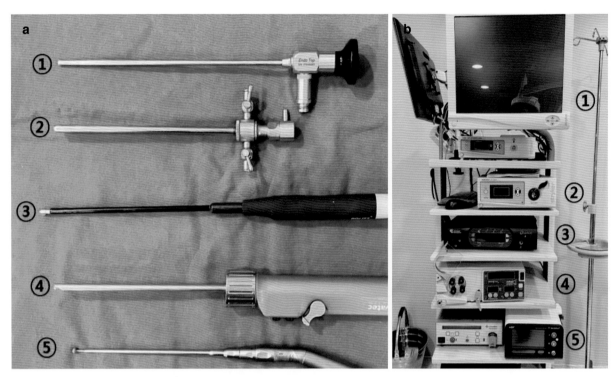

图 11.2　UBE 设备。a：①0°内镜；②内镜保护套；③射频电极；④带有生理盐水冲洗通道的镜下磨钻；⑤高速电钻。b：①内镜显示器；②内镜的光源主机；③射频电极的主机；④自动灌洗泵；⑤电钻主机

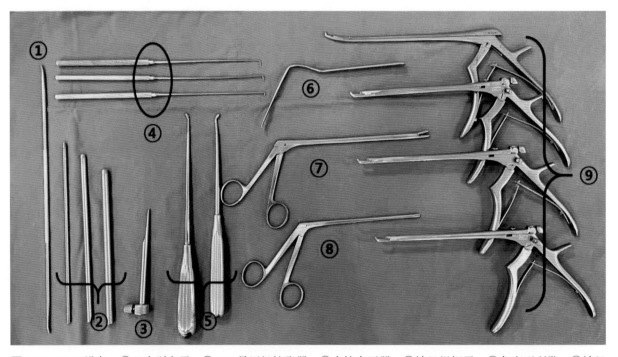

图 11.3　UBE 设备。①双头剥离子；②1~3 号逐级扩张器；③内镜牵开器；④神经根探子；⑤角度型刮匙；⑥神经根拉钩；⑦大髓核钳；⑧小髓核钳；⑨直型和弧型椎板咬骨钳

11.4　麻醉和体位

气管插管全身麻醉和硬膜外麻醉都可用于该手术。笔者更习惯采用硬膜外麻醉，因为它比全身麻醉的侵入性更小，心肺功能的负荷也更小。患者俯卧于 Wilson 架，通过升高 Wilson 架减少患者腰前凸可以扩大椎间孔，同时降低腹内压力，从而使手术操作更加便利。弹力袜可防止手术过程中下肢静脉血栓的形成。术中通常插入尿管来监测围术期的尿量（图 11.4）。

11.5　手术步骤

11.5.1　确定两个切口的位置（左侧入路）（图 11.5）

采用 C 臂透视机准确拍摄前后位图像是手术的第一步。因为 L5~S1 具有最大的前凸角度，因此通过调整透视机的投射角度来获得准确的前后位图像就显得非常重要（图 11.6）。UBE 手术有两个切口：一个为内镜的入口（观察通道），另一个为器械的入口（操作通道）。我们以左侧入路为例描述 UBE 手术的操作步骤。我们先在前后位透视图像上确定 L5 和 S1 的椎弓根、L5~S1 椎间隙以及椎体的外侧缘。椎体外侧缘再向外侧平移 1~2 cm 即皮肤切口的位置，该切口的位置比 UBE 椎旁入路更偏向外侧，这是因为椎旁入路的靶点是关节突和峡部，而远外侧综合征手术的靶点是横突和骶骨形成的假关节。椎间孔体表投影向尾侧平移 1 cm 作为操作通道的皮肤切口，向头侧平移 1 cm 作为观察通道的皮肤切口，两个切口的距离通常为 2~2.5 cm，切口长度大约为 1 cm。我们切开操作通道的皮肤切口时，务必切开筋膜层以确保手术过程中冲洗液可以持续、通畅地流出，这一点非常重要。

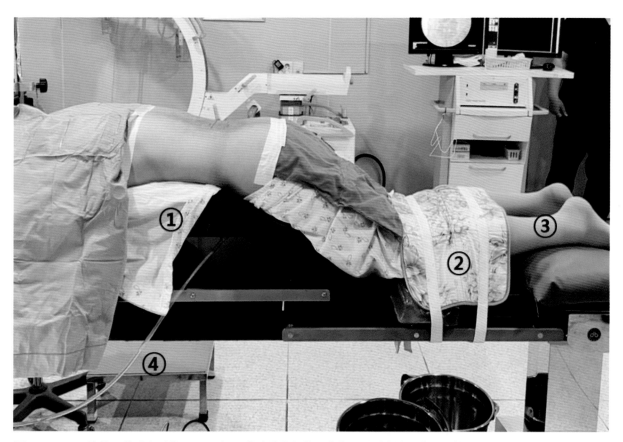

图 11.4　UBE 体位。①升高后的 Wilson 架；②膝关节绷带；③抗血栓弹力袜；④导尿管

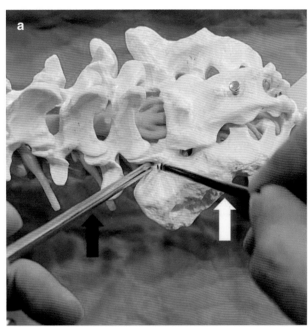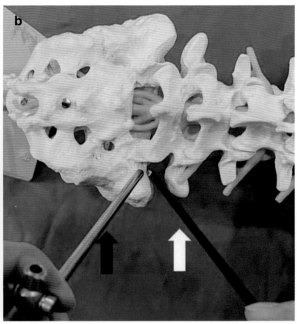

图 11.5　UBE 手术的操作示意。采用左侧入路进行远外侧综合征减压（a）。采用右侧入路进行远外侧综合征减压（b）。0°内镜（黑色箭头）和射频电极（白色箭头）

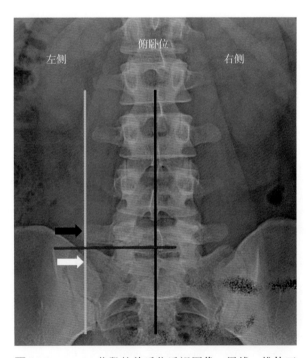

图 11.6　L5~S1 节段的前后位透视图像。黑线：椎体正中线。红线：L5~S1 椎间孔线。黄线：距离椎体外侧缘1~2 cm。黑色箭头：头侧的观察通道切口（红线向头侧平移 1 cm）。白色箭头：尾侧的操作通道切口（红线向尾侧平移 1 cm）

切开皮肤和筋膜后，插入逐级扩张器。插入扩张器时，第一级扩张器抵达和接触的位置非常重要。远外侧综合征减压手术的目的是切除横突和骶骨形成的假关节，因此扩张器应该触碰到骶骨切迹，该切迹位于 S1 上关节突和骶骨之间的间隙（图 11.7）。操作通道建立完毕后，采用同样的方法制作观察通道。观察通道的第一级扩张器也应该触碰到骶骨切迹。两个通道的三角定位是该技术的基础（图 11.8）。

11.5.2　创建初始操作空间

为了获得在手术初期良好的可视化效果，必须仔细地剥离骶骨或骶骨切迹表面附着的肌肉等软组织。远外侧综合征减压手术的初始操作空间位于骶骨的骨结构表面和软组织之间，该空间被灌洗生理盐水填充。虽然这个空间很狭小，但是我们可以使用射频电极对周围软组织进行消融，从而逐渐获得更大的操作空间。当可以清晰地辨别 S1 上关节突外侧缘的骨结构、骶翼、L5

横突下缘的骨结构边界时，创建操作空间的步骤就完成了。这 3 个结构形成的三角形区域是进行手术的真正的操作空间。此外，我们还可以很容易地辨别峡部和骶骨切迹的边缘（图 11.9）。

11.5.3　去除骨结构和软组织

在完全显露这些骨性结构后，开始用磨钻磨除骶骨、上关节突外缘和横突下缘的骨质。松质

骨暴露后有时会出现严重的骨面渗血，可以使用骨蜡或射频电极来控制渗血。在用磨钻磨除横突下缘和骶骨的外侧时，可以看到假关节。这个假关节应尽可能地向外侧切除，因为出口神经根走行于这个假关节下方（图 11.10a）。用磨钻磨除 L5 横突下缘骨质、S1 上关节突外侧骨质和骶骨骨质，并用射频电极进一步去除软组织，就可以看到覆盖出口神经根的黄韧带（图 11.10b）。

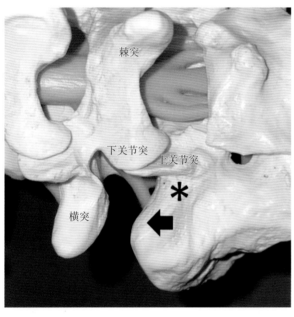

图 11.7　远外侧综合征的初始靶点（＊）：骶骨切迹。黑色箭头：骶翼

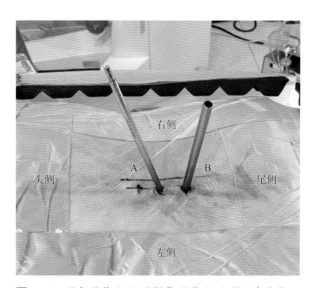

图 11.8　观察通道（A）和操作通道（B）的三角定位

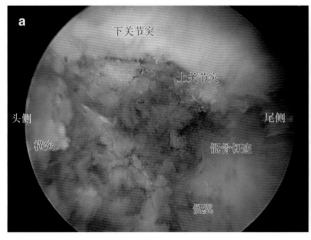
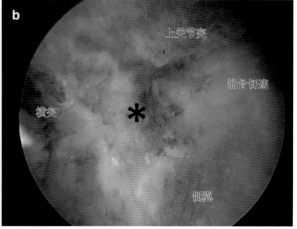

图 11.9　a 为内镜初始图像。在清除骨结构周围的软组织后，就获得了初始的操作空间。b 为初始操作空间。横突、S1 上关节突和骶翼形成的三角形区域（＊）是远外侧综合征减压手术的主要操作空间

11.5.4　辨别出口神经根和切除骶骨

　　磨除 L5 横突下缘部分骨质，剥离牵开黄韧带，就可以立即看到出口神经根（图 11.11a）。然后，使用一个小号椎板咬骨钳或者角度型刮匙，可以很容易和安全地去除黄韧带（图 11.11b），此时就能完全显露椎间孔区域的出口神经根。我们还可以看到位于神经根下方的椎间盘纤维环（图 11.12a）。为了对出口神经根的椎间孔外区域进行完全减压，必须使用磨钻和椎板咬骨钳进一步切除骶骨的外侧部分骨质以及假关

节（图 11.12b）。

11.5.5　完成减压和切口缝合

　　如果患者存在严重的椎间盘膨出或突出，可以使用髓核钳或椎板咬骨钳切除椎间盘，从而使神经根的腹侧完全减压（图 11.13a）。确保神经根腹侧的充分减压对改善手术的预后也很重要。当神经根可以自由穿过骶骨进入腹腔时，意味着成功完成了所有的减压步骤。在最终镜下图像中，我们可以检查出口神经根的椎间孔部分和椎间孔外部分（图 11.13b）。在皮肤切口缝合前，

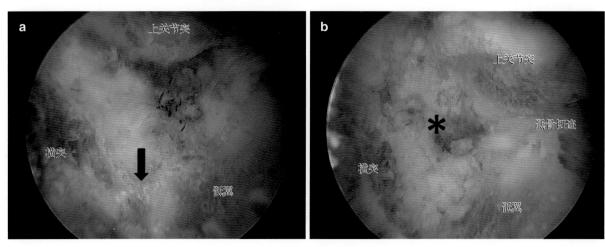

图 11.10　横突和骶骨形成的假关节（a，黑色箭头）。切除更多的骨结构和软组织后，可以看到覆盖于 L5 出口神经根的黄韧带（b，*）

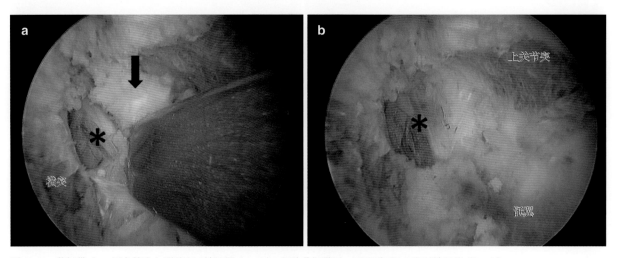

图 11.11　黄韧带（a，黑色箭头）覆盖出口神经根（a，*）。切除黄韧带后，可以看到 L5 出口神经根（b，*）

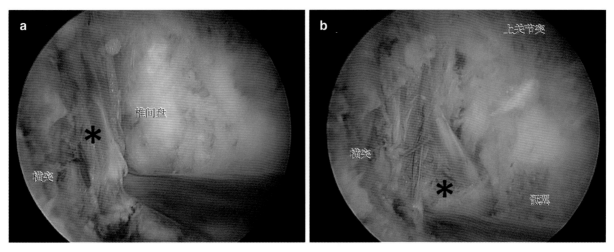

图 11.12　椎间盘位于出口神经根的正下方（a，*）。分辨出口神经根的椎间孔外部分（b，*）

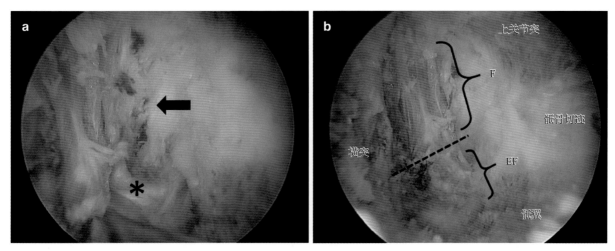

图 11.13　暴露神经根（a，*）的腹侧部分，黑色箭头表示椎间盘切除部位（a）。通过最终图像（b），可辨别神经根的椎间孔部分（F）和椎间孔外部分（EF）

一般经操作通道置入一根引流管（图 11.14）。皮下组织采用可吸收线缝合，皮肤使用普通丝线或皮肤吻合器缝合。

11.6　病例展示

11.6.1　病例 1（左侧入路，视频 11.1）

女性患者，主诉"严重的左下肢 L5 神经根支配区的放射性疼痛"。该患者 7 年前在另一家医院接受了显微镜下的 L4~L5 减

视频 11.1

压手术。近期患者症状加重，由于疼痛一直无法平卧，接受选择性神经阻滞治疗后症状未得到改善。术前 MRI 显示 L5~S1 左侧有严重的椎间孔外狭窄，我们行 UBE 手术以缓解患者疼痛（图 11.15）。手术按照本章节前面描述的步骤进行。术后 MRI 图像可以观察到出口神经根已被充分减压，而术中的镜下图像可以看到神经根从椎间孔区域到椎间孔外区域的完全减压（图 11.16）。患者于术后第 5 天出院，其间未发生任何并发症。

11.6.2　病例 2（右侧入路，视频 11.2）

　　男性患者，主诉"右下肢 L5 神经根支配区的放射性疼痛和针刺样疼痛"。患者还伴有左下肢神经源性间歇性跛行，持续行走时

视频 11.2

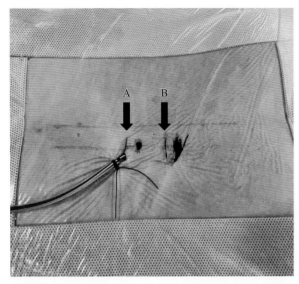

图 11.14　观察通道切口（A）和操作通道切口（B）。用丝线缝合以固定引流管

间不超过 5 分钟。患者曾接受选择性神经阻滞治疗，无效，因此选择接受 UBE 减压手术进行治疗。术前 MRI 显示 L5~S1 右侧有椎间孔区域和椎间孔外区域的严重狭窄，L5 出口神经根严重受压（图 11.17）。在硬膜外麻醉下行右侧入路 UBE 手术进行远外侧减压。建立初始操作空间并确定两个切口呈三角形后，用磨钻磨除骨性结构、显露假关节（图 11.18）。切除黄韧带显露出口神经根，切除假关节对孔外区域进行充分减压（图 11.19）。为了对神经根的腹侧和椎间孔区域进行减压，可以增加椎间盘切除术。沿着神经根从椎间孔区域到椎间孔外区域进行完全减压，确保没有压迫残留后，置入引流管，完成手术（图 11.20）。术后 MRI 显示远外侧压迫得到完全减压，同时没有发生椎旁肌的水肿或血肿（图 11.21）。

11.7　并发症及其处理

11.7.1　术中出血

　　小关节周围的根动脉是造成术中出血的常

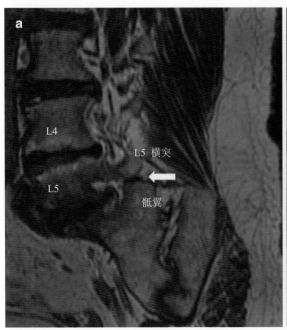

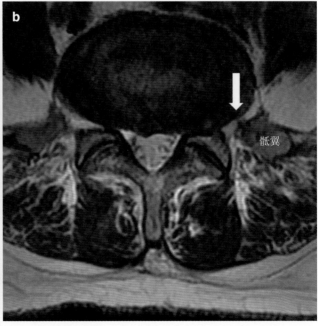

图 11.15　病例 1 的术前 T2 加权 MRI。左侧矢状位图像（a）显示，L5 横突和骶骨之间形成假关节（白色箭头）。轴位图像（b）显示。L5 出口神经根（白色箭头）被困在骶骨周围的孔外区域

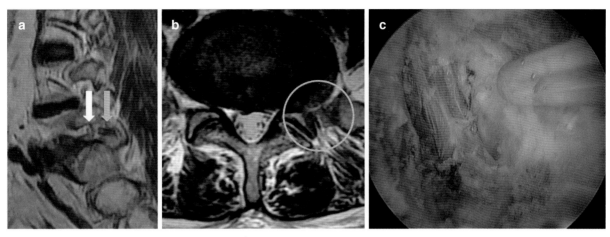

图 11.16　病例 1 的术后 T2 加权 MRI 的左侧矢状位图像（a）和轴位图像（b），白色箭头为减压后的 L5 出口神经根，黄色箭头为引流管，黄圈内可以看到磨除部分骨质结构的 S1 上关节突和骶骨。在镜下图像（c）可见引流管已插入

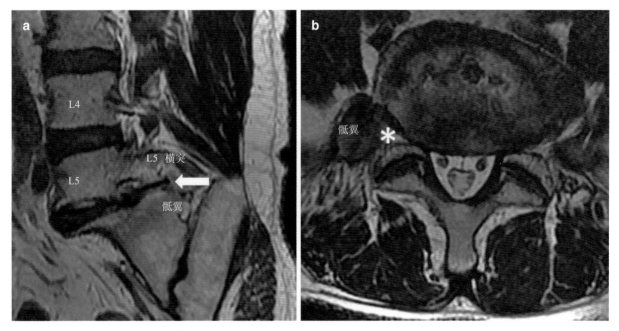

图 11.17　病例 2 的术前 T2 加权 MRI。右侧斜位图像（a）显示，L5 横突和骶骨之间形成假关节。轴位图像（b）显示，骨性结构的增生肥大导致 L5 出口神经根从椎间孔区域到椎间孔外区域（＊）受到压迫

见原因[8]。在远外侧综合征中，这条动脉通常穿过骶骨切迹。骶骨切迹附近软组织的轻柔剥离对于预防这条动脉出血非常重要。如果术中没有注意到这条动脉，有可能会损伤该动脉从而导致严重出血。如果发生出血，内镜必须贴近出血点以确定出血部位，随后使用射频电极进行止血（图 11.22）。

11.7.2　硬膜撕裂或神经根损伤

由于远外侧综合征是一种椎间孔外的压迫，因此很少发生椎管内的硬膜撕裂和损伤。但是，有可能发生出口神经根的损伤。出口神经根的损伤大多数发生在其没有被完全分辨就使用椎板咬骨钳或髓核钳进行深层的操作的情况下。在这种

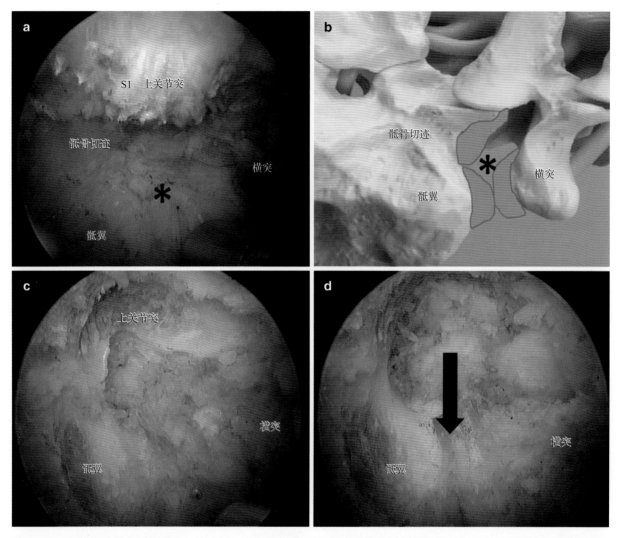

图 11.18　右侧入路的镜下图像（a、c、d）。三角形区域（＊）周围为膨大的骨性结构（a、b）。磨除膨大的骨性结构（c），显露假关节（d）（黑色箭头）

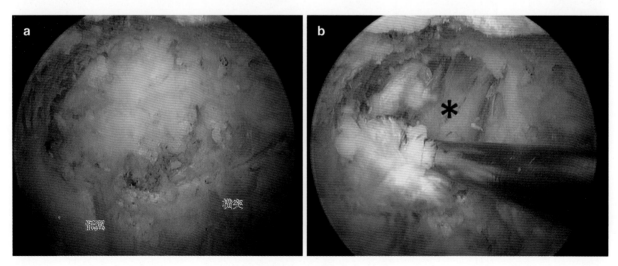

图 11.19　覆盖神经根的黄韧带（a）。切除黄韧带显露出口神经根（b）（＊）

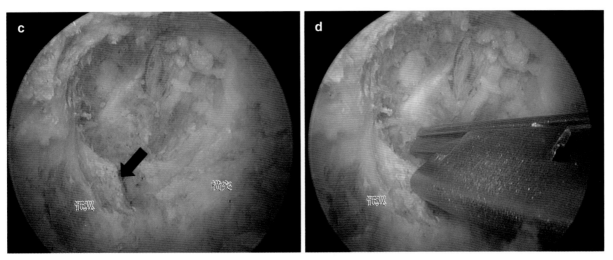

图 11.19（续）　为了减轻远外侧压迫（c），应该切除足够多的骶骨和假关节（d）

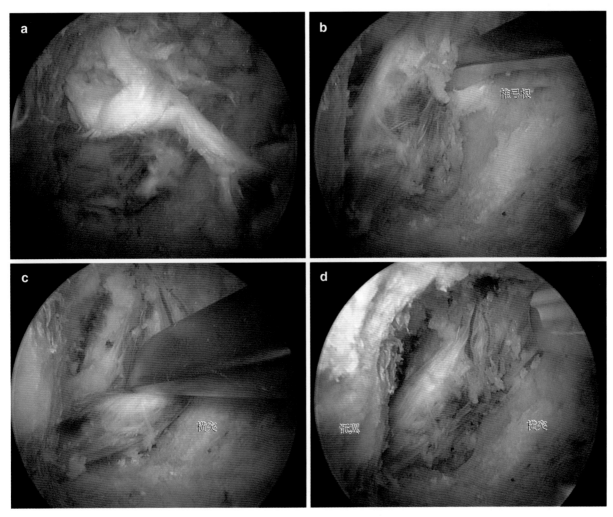

图 11.20　切除椎间盘行神经根腹侧减压（a）。完全减压后可看到 L5 椎弓根和椎体（b、c）。最终镜下图像，引流管已被置入（d）

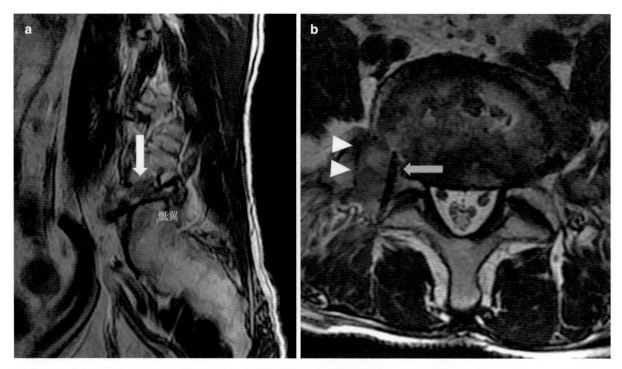

图 11.21 病例 2 的术后 T2 加权 MRI 的右侧矢状位图像（a）和轴位图像（b）。白色箭头为减压后的 L5 出口神经根。在轴位图像中，可以看到骶骨已被充分磨除（白色三角），引流管已被置入（黄色箭头）

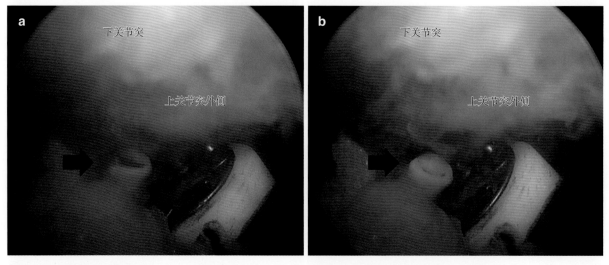

图 11.22 根动脉（黑色箭头）位于上关节突外侧（a）。用射频电极将根动脉（黑色箭头）凝固（b）

情况下，出口神经根周围的硬膜可能会被损伤并导致神经纤维外露（11.23a~11.23b），发生硬膜损伤后可以使用修补材料进行填充和覆盖（图 11.23c~11.23d）。

11.8 手术技巧和风险

11.8.1 术后神经根肿胀、感觉异常

UBE 减压手术后，有时会残留一些下肢放

射痛和感觉异常的症状。一例因严重的左下肢放射性疼痛而接受 UBE 远外侧综合征减压手术的年轻患者，术后几天内下肢症状有所改善，但 1 个月后疼痛再次加重，复查 MRI 可见神经根的神经节部位明显肿胀（图 11.24）。Porchet 等人报道，因椎间孔外腰椎间盘突出而接受远外侧入路手术的患者中有 27% 的患者术后预后一般或较差[9]。为了减少这些并发症，对神经根的轻柔操作是非常重要的。

11.8.2 腹膜后积液

持续的生理盐水冲洗是 UBE 手术的必要条件。治疗远外侧综合征，切除骶骨周围的假关节是最重要的，在切除假关节的过程中可能会破坏椎旁肌和腹膜后腔之间的屏障[10]。腹膜后积液可引起腹部不适和疼痛，通过腹部 CT 可以确诊。在大多数情况下，腹膜后积液通过保守治疗可以解决，但有时也会导致严重的并发症。

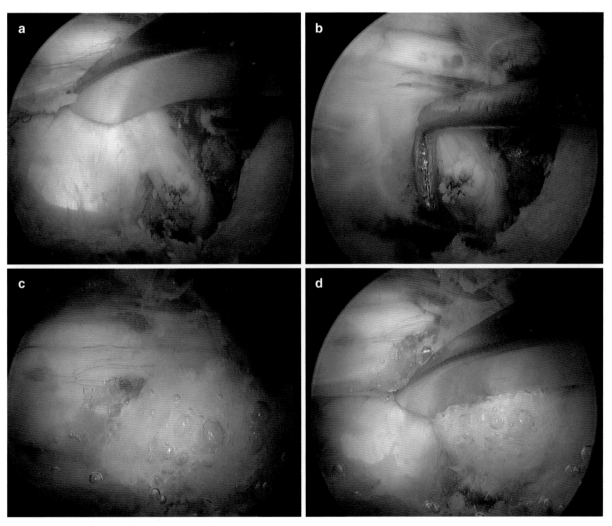

图 11.23 L5 神经根损伤的病例。L5 神经根肩部受损，神经纤维外露（a、b）。用修复材料（Tachocomb®）对损伤的部位进行填充和覆盖（c、d）

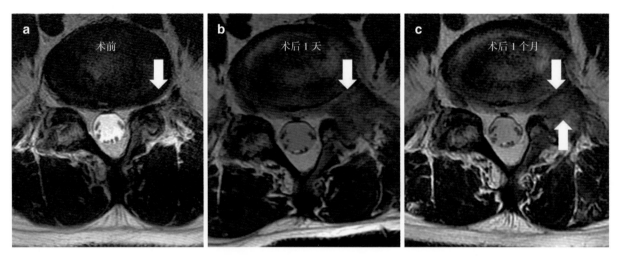

图 11.24 T2 加权 MRI 轴位图像。a：术前图像显示椎间孔外神经根压迫（白色箭头）。b：术后 1 天图像显示良好的减压状态。c：术后 1 个月，可见神经根在神经节部位有明显肿胀

参考文献

[1] Jancuska JM, Spivak JM, Bendo JA. A review of symptomatic lumbosacral transitional vertebrae: Bertolotti's syndrome. Int J Spine Surg. 2015;9:42.

[2] Holm EK, Bünger C, Foldager CB. Symptomatic lumbosacral transitional vertebra: a review of the current literature and clinical outcomes following steroid injection or surgical intervention. Sicot-J. 2017;3:71.

[3] Watanabe K, Yamazaki A, Morita O, Sano A, Katsumi K, Ohashi M. Clinical outcomes of posterior lumbar interbody fusion for lumbar foraminal stenosis: preoperative diagnosis and surgical strategy. Clin Spine Surg. 2011;24(3):137–41.

[4] Li Y, Lubelski D, Abdullah KG, Mroz TE, Steinmetz MP. Minimally invasive tubular resection of the anomalous transverse process in patients with Bertolotti's syndrome: presented at the 2013 joint spine section meeting. J Neurosurg Spine. 2014;20(3):283–90.

[5] Sasaki M, Aoki M, Matsumoto K, Tsuruzono K, Akiyama C, Yoshimine T. Middle-term surgical outcomes of microscopic posterior decompression for far-out syndrome.

J Neurol Surg A Cent Eur Neurosurg. 2014;75(2):79–83.

[6] Iwasaki M, Akiyama M, Koyanagi I, Niiya Y, Ihara T, Houkin K. Double crush of L5 spinal nerve root due to L4~L5 lateral recess stenosis and bony spur formation of lumbosacral transitional vertebra pseudoarticulation: a case report and review. NMC Case Rep J. 2017;4(4):121–5.

[7] Wiltse L, Guyer R, Spencer C, Glenn W, Porter I. Alar transverse process impingement of the L5 spinal nerve: the far-out syndrome. Spine. 1984;9(1):31–41.

[8] Yang H-S, Lee N, Park J-Y. Current status of biportal endoscopic decompression for lumbar foraminal stenosis: endoscopic partial facetectomy and outcome factors. J Minim Invasive Spine Surg Tech. 2021;6:157–63.

[9] Porchet F, Chollet-Bornand A, de Tribolet N. Longterm follow up of patients surgically treated by the far-lateral approach for foraminal and extraforaminal lumbar disc herniations. J Neurosurg Spine. 1999;90(1):59–66.

[10] Heo DH, Sharma S, Park CK. Endoscopic treatment of extraforaminal entrapment of L5 nerve root (far out syndrome) by unilateral biportal endoscopic approach: technical report and preliminary clinical results. Neurospine. 2019;16(1):130.

第 12 章　单侧双通道内镜下腰椎椎间融合术

Man Kyu Park, Sang Kyu Son, and Seung Hyun Choi

12.1　引言

传统手术中用于治疗退行性腰椎疾病的金标准，如经椎间孔腰椎椎间融合术（transforaminal lumbar interbody fusion, TLIF）或后路腰椎椎间融合术（posterior lumbar interbody fusion, PLIF），均存在一定的缺点，如术后腰痛以及由于椎旁肌剥离或牵拉引起的椎旁肌萎缩 [1,2]。

最近，一种通过 UBE 的腰椎椎间融合术（UBE lumbar interbody fusion, ULIF）已经被开发出来，且有些研究成果已被发表。这些研究证明了其与传统 PLIF 或 TLIF 相比的各种优势，同时报告了良好的临床结果和融合率 [3-6]。在 UBE 这种技术中，手术器械和内镜可以独立移动，因为手术器械使用的是操作通道，而不是工作套管 [3]。因此，在移动和视野均受限较少的情况下，可以直接对中央椎管和椎间孔的狭窄进行神经减压 [3,7]，并且由于融合器是通过操作通道而不是工作套管插入的，所以可以将大型号的融合器插入椎间隙 [3]。ULIF 可以通过持续冲洗提供清晰的手术视野，并且可以进行高倍放大以提供高清图像，从而实现安全有效的手术 [5]。另外，ULIF 可以实现细致的终板准备，并减少骨性终板损伤的可能性，这可以在内镜下的视野中得到证实 [5,7]。此外，ULIF 的优势是侵袭性更小，使患者术后腰背痛的发生率更低 [3-5]。

为了安全有效地进行 ULIF，在手术的每个阶段都有相应的手术要点需要被考虑在内。这个章节主要是描述 ULIF 的手术技巧。

12.2　适应证与禁忌证

ULIF 的适应证与传统 PLIF 或 TLIF 的适应证相似。

12.2.1　适应证

- 腰椎 Ⅰ 级或 Ⅱ 级退行性变或峡部裂性滑脱。
- 中央椎管或椎间孔狭窄伴椎体不稳。
- 复发性腰椎间盘突出症。

12.2.2　禁忌证

- 腰椎重度滑脱（3 级或 4 级）。
- 脊柱畸形。
- 腰椎椎体骨折。
- 腰椎间盘炎。

12.3　特殊器械

ULIF 使用的器械与 UBE 的其他手术使用的器械类似。然而，也有一些专门为 ULIF 设计的器械，它们实用且安全。

（1）半套管牵开器：半套管牵开器保持连续的液体灌流，并在操作过程中将器械引导至术野（图 12.1a）。除了半套管牵开器外，还可以使用工作鞘来保持连续的液体灌流。

（2）钩状射频电极：用于局部硬膜外血管止血或纤维环部分切除（图 12.1b）。

（3）漏斗和漏斗推进器：通过骨移植专用的漏斗插入移植骨（图 12.1c）。

（4）逐级扩张器（11 mm、13 mm、15 mm）：在插入椎间融合器之前，可以通过使用逐级扩张器来实现椎旁肌的连续扩张，以便于插入椎间融合器（图 12.1d）。

（5）神经根牵开器：在插入融合器期间，可以使用神经根牵开器保护硬膜囊和神经根，该牵开器固定在椎体下缘（图 12.1e）。

（6）终板移除器：各种角度的终板移除器专用于终板准备，尤其是对侧的终板准备（图 12.1f）。

12.4　麻醉和体位

患者在全身麻醉或硬膜外麻醉下取俯卧位。通常，右利手的脊柱外科医生首选左侧，这样便于从护士那里取手术器械。然而，在手术节段的脊柱前凸角度很大的情况下，如 L5~S1 层面，或需要直接神经根减压治疗右侧椎间孔狭窄时，右侧入路是更好的替代方案。

12.5　手术步骤

12.5.1　皮肤标记和建立通道

患者就位后，术中透视用于确认手术节段。通过使用 C 臂透视的前后视图确定定位点，为头侧椎板的下部。两个皮肤切口相距约 3 cm，这两个切口的中点位于头侧椎板的下部，在近端和远端椎弓根中线处。做头侧皮肤横切口作为观

察通道入口；操作通道入口的皮肤切口沿尾部进行（图 12.2a）。肥胖患者的皮肤切口可能需要更宽、更偏向外侧。在手术结束时，每个切口都将用于经皮椎弓根螺钉的插入。如果计划进行多节段融合，则可以在下一节段的 ULIF 中，将操作通道作为头侧观察通道。

皮肤切开后，用 15 号刀片在腰骶筋膜上切开，直到足以插入逐级扩张器和内镜保护鞘。打开筋膜后，在目标椎板处放置连续管状扩张器和内镜保护鞘。进行内镜保护鞘和半套管牵开器的手术器械的三角测量，对手术视野的可视化以及在较少移动和视觉限制的情况下操作器械至关重要（图 12.2b、12.2c）。使用肌肉分离器，外科医生能够感觉到棘突的基底部以及椎板和小关节。

12.5.2　初始操作空间和骨处理（图 12.3 和视频 12.1）

视频 12.1

通过每个通道定位内镜和半管式牵开器的位置后，在内镜引导下形成初始操作空间。一旦使用射频电极电凝覆盖在头侧椎板上的软组织，即可识别头侧椎板的下边缘和椎板间隙（图 12.3a）。此时，可以使用圆形切割磨钻或椎板咬骨钳进行同侧半椎板切开术。最好不要使用磨钻，而是使用椎板咬骨钳或骨刀收集自体骨，为之后进行的骨移植做准备。通常，保留黄韧带作为保护层，以避免神经根损伤或硬膜撕裂，直到骨处理工作完成。应进行头侧的椎板切开，直到暴露出头侧的黄韧带止点（图 12.3b、12.3c）。在同侧半椎板切开术后，通过多次截骨移除上位椎体的下关节突，以保存自体骨移植材料（图 12.3d、12.3e）。如果取下的骨片较大，则可能难以通过操作通道移除，或可能导致椎旁肌损伤。在同侧的骨处理达到满意的效果后，处理对侧骨。

经椎板下入路可进行对侧减压；利用圆形切

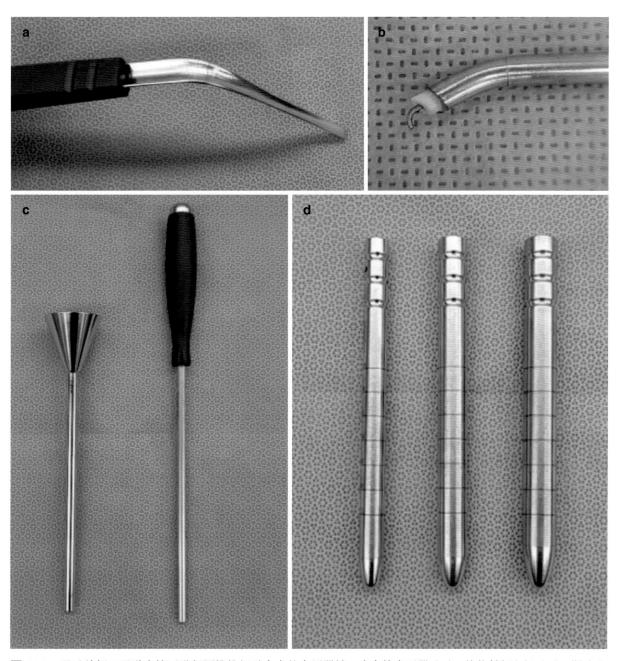

图 12.1　通过单侧双通道内镜下进行腰椎椎间融合术的专用器械。半套管牵开器（a），钩状射频电极（b），漏斗和漏斗推进器（c），逐级扩张器（d）

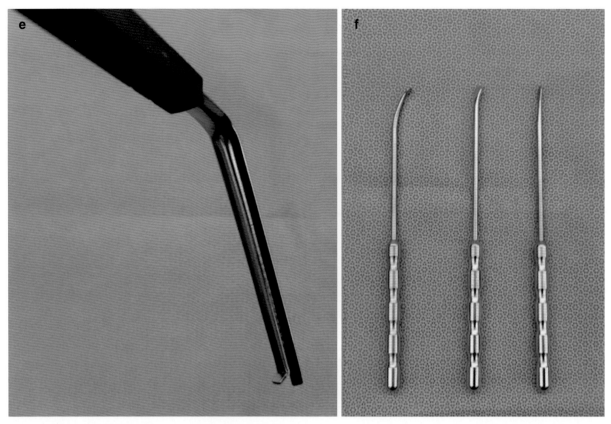

图 12.1（续）　神经根牵开器（e），终板移除器（f）

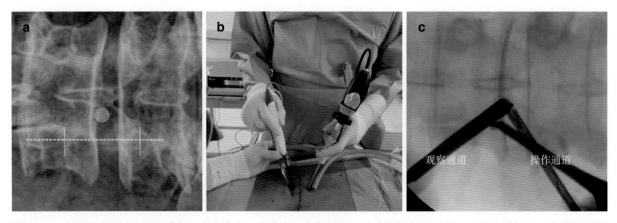

图 12.2　透视前后视图上的皮肤切口和定位点。定位点（白色圆圈）是头侧椎板的下部。两个皮肤切口（白线）相距约 3 cm，这两个切口的中点位于头侧椎板的下部，在近端和远端椎弓根中线处（虚线），通过每个通道定位内镜并使用半套管牵开器（a）。手术现场的照片（b）。透视图（c）

割磨钻或骨刀去除棘突基底部和对侧椎板（图 12.3f）。充分移除棘突底部以获得操作空间很重要，因为棘突底部会干扰内镜和手术器械的操作。经椎板下入路的对侧椎体关节面切除术损伤更小，且有助于减少腰椎滑脱和前凸的程度（图 12.4a）。当使用骨刀从下关节突尖端尾部切除下关节突时，可以确认关节突关节的小关节面（图 12.3g）。当小关节骨赘较明显或需要更大程度地减少腰椎滑脱时，在对侧创建两个新的通道，以完全切除下关节突（图 12.4b）。

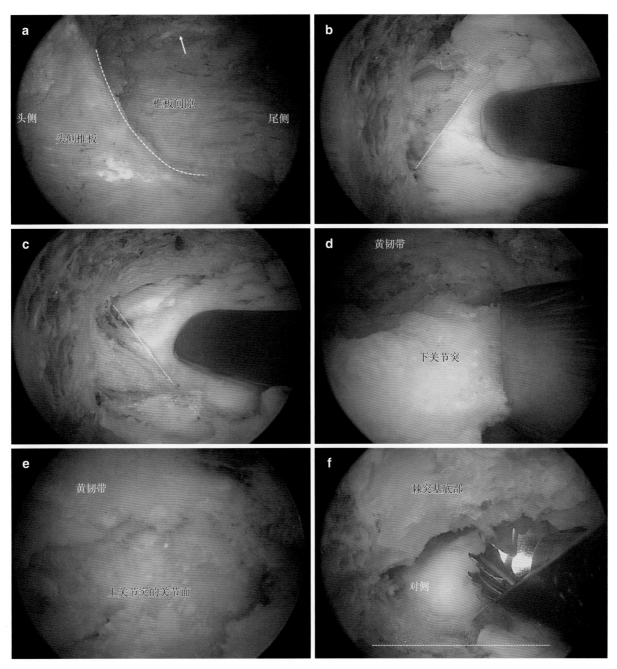

图 12.3　骨骼处理的连续内镜图像。外科解剖学首先见于头侧椎板的下缘和椎板间隙（a）；头侧骨处理的解剖学标志，虚线表示同侧黄韧带的头侧止点（b）；虚线表示对侧黄韧带的头侧止点（c）；用骨刀切除下关节突（d）；识别上关节突的关节面（e）；切除棘突基底部进行对侧减压，虚线表示中线（f）

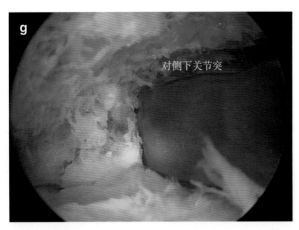

图 12.3（续） 用骨刀切除对侧下关节突（g）

12.5.3　部分切除上关节突并确定椎间隙（图 12.5 和视频 12.2）

去除同侧黄韧带浅层后，可以看到尾侧椎板的上部和上关节突的内侧（图 12.5a、12.5b）。用椎板咬骨钳部分切除尾侧椎板的上部，沿着上关节突的内侧边缘分离黄韧带的深层（图 12.5c）。应充分切除上

视频 12.2

关节突的内侧部分，以留出插入融合器的空间。当插入融合器时上关节突切除不充分可能导致牵拉相关的神经失用症。当硬膜囊外侧边缘到上关节突剩余突出部分的距离至少为 8 mm 时，才可以安全地放置融合器，此时不会出现与牵拉相关的神经失用症（图 12.5d）。一旦同侧黄韧带深层被部分切除，可看到硬膜囊外侧缘、同侧走行神经根、下椎弓根和椎间隙（图 12.5e）。在融合器插入前应避免完全暴露同侧出口神经根，这有助于保护出口神经根在融合器插入期间不受到损伤。

12.5.4　纤维环切开术和终板准备（图 12.6 和视频 12.2）

暴露同侧椎间隙后，凝固纤维环上方的硬膜外血管。纤维环切开可以使用钩状射频电极进行，其间应注意保护硬膜囊和神经根（图 12.6a）。然后，使用椎板咬骨钳去除纤维环，使椎间盘所处的空间更加松弛（图 12.6b）；使用有角度的垂体钳和终板移除器移除髓核和软骨终

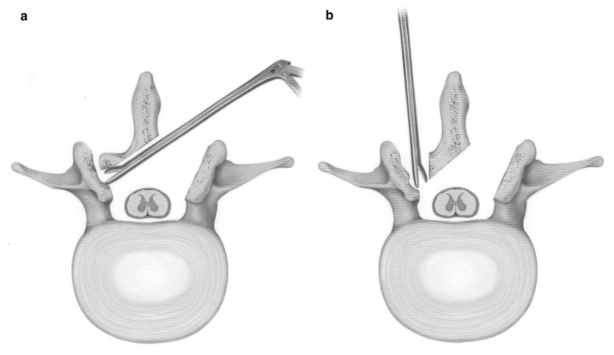

图 12.4 经椎板下入路对侧椎体关节面切除术（a）；当小关节骨赘较多或需要更大程度地减少腰椎滑脱时，在对侧建立两个新的通道，以完全切除下关节突（b）

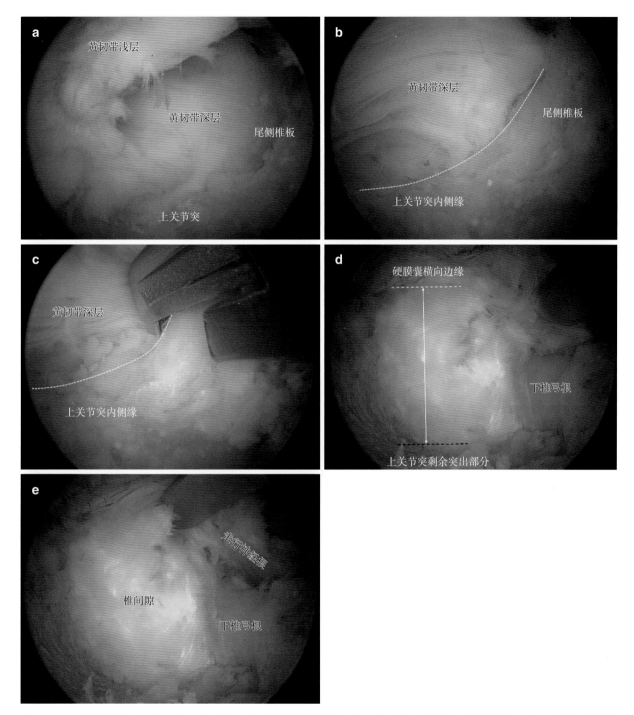

图 12.5　内镜图像显示部分切除上关节突和识别椎间隙的连续步骤。分离黄韧带浅层与尾侧椎板（a）；暴露尾侧椎板上部和上关节突内侧缘（白色虚线曲线）（b）；用椎板咬骨钳部分切除尾侧椎板的上部，沿着上关节突内侧缘继续（白色虚线曲线）（c）；当硬膜囊外侧边缘到上关节突剩余突出部分的距离（双头箭头）至少为 8 mm 时，可以安全地放置融合器（d）；可以识别同侧走行神经根、下椎弓根和椎间隙（e）

板。仔细制备终板对于良好的融合至关重要，应特别注意在移除大块软骨终板时避免骨性终板损伤，以防止椎间融合器沉入椎体。软骨终板与骨性终板的分离可以通过使用各种角度的终板移除器来实现（图 12.6c）。应充分移除对侧的椎间盘组织和软骨终板，以便能够将融合器插入对侧，借助有角度的终板移除器和上翘髓核钳，可以在内镜引导下完成对侧终板移除的准备。使用30°内镜可以在对侧进行更充分的终板制备。通常，70%~80%的椎间盘内的空间可用于ULIF的融合。对于椎体重度滑脱或椎间盘高度明显减小的患者，医生可能很难完成终板的准备和椎间融合器的植入。在这种情况下，用骨刀去除下椎体的上边缘，以获得更大的入口空间（图12.6d）。通过放大镜下的术野，医生可以确保细致地完成终板制备（图12.6e）。

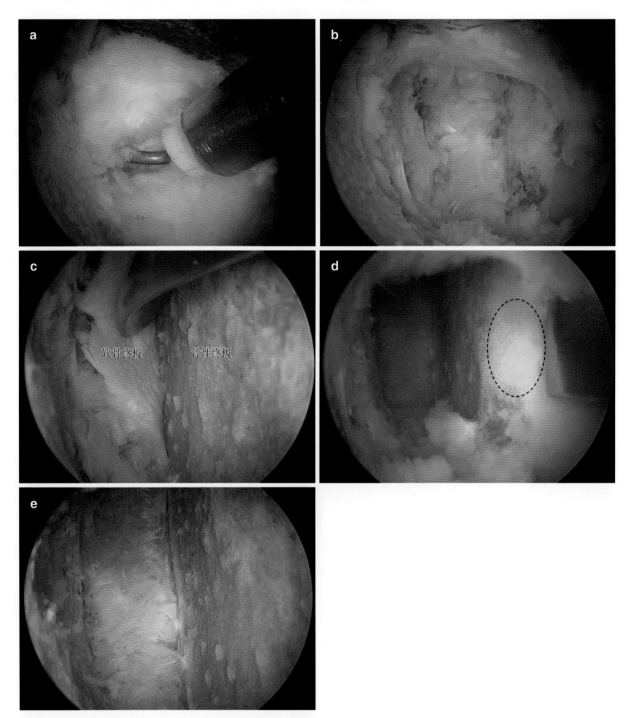

图12.6　内镜图像按纤维环切开和终板准备的顺序显示步骤。用钩状射频电极切开纤维环（a）；用椎板咬骨钳去除纤维环，使椎间隙更好地被松解（b）；软骨终板可以使用终板移除器从骨性终板上取下（c）；使用骨刀去除下椎体的上边缘（虚线圈），这使得插入椎间融合器更容易，并可防止出口神经根的损伤（d）；确认精心制备的终板（e）

12.5.5　骨移植和融合器植入（图 12.7 和视频 12.3）

在放置骨移植物或插入融合器时，应停止液体灌注，防止通过持续冲洗导致的骨片丢失。在充分制备终板后，使用骨移植专用的漏斗插入移植骨，并透视检 视频 12.3

查（图 12.1c、12.7a、12.7b）。自体和异体移植骨可以通过专用的骨移植漏斗压实到椎间盘间隙的前部，在插入融合器之前，可以通过使用逐级扩张器来实现椎旁肌的扩张，使融合器易于插入（图 12.1d、12.7c）。ULIF 中在透视引导下插入融合器，会形成盲区，可以用固定在椎体下缘的神经根牵开器对硬膜囊和神经根进行保护（图 12.1e、12.7d、12.7e）。然后在透视的帮助下，使用融合器撞击器横向放置融合器（图 12.7f）。融合器应位于侧位透视图像上椎间盘间隙的前部，并位于正位透视图像的中心位置，以提供节段性前凸。在插入融合器后，将明胶海绵应用于纤维环切开部位，以减少移植骨的丢失和骨性终板的出血（图 12.7g）。

12.5.6　完成中央区和椎间孔减压（图 12.8 和视频 12.3）

在完成融合器的插入后，移除剩余的黄韧带以完成减压。一旦用双头剥离子分离硬膜囊和黄韧带之间的平面后，便可用射频电极沿椎体其余边缘分离黄韧带。该技术允许整体移除黄韧带，并最大限度地减少椎板咬骨钳的使用，从而降低硬膜撕裂或神经根损伤的风险。在对侧黄韧带被移除后，可以看到对侧椎间盘间隙和走行神经根，然后完成中央区减压（图 12.8a）。

如果需要直接对同侧和对侧出口神经根进行神经根减压，可以在放置融合器后进行。在同侧椎间孔被切开的情况下，可以通过移除椎间孔韧带来识别现有的出口神经根（图 12.8b）。然后，切开上椎弓根，顺着出口神经根切除有影响的横突下部和上关节突尖端。也可以使用对侧椎板下入路对对侧出口神经根进行减压。用弯曲的骨刀或椎板咬骨钳去除对侧的上关节突尖端，然后去除椎间孔韧带后，便可发现对侧的出口神经根（图 12.8c）。在减压结束的时候，可以观察到神经根和硬膜囊拥有良好的搏动。

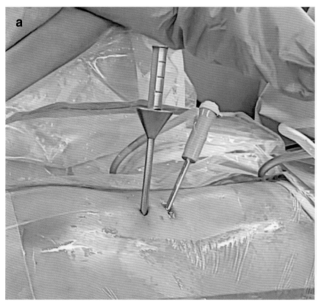
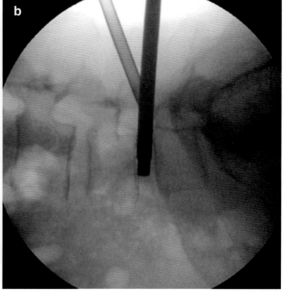

图 12.7　术中图像显示了移植骨放置和融合器插入的连续步骤。移植骨可以通过骨移植专用的漏斗压实到椎间盘间隙的前部。手术现场的一张照片（a）；侧位透视图像（b）

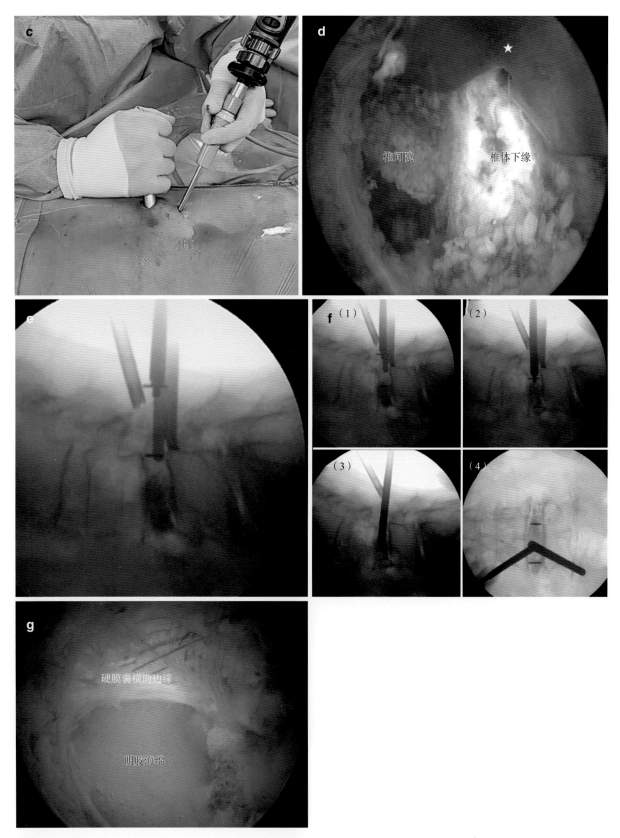

图 12.7（续） 在插入椎间融合器之前，可以通过使用逐级扩张器来实现椎旁肌的扩张，以使椎间融合器的插入更容易（c）；在椎间融合器置入过程中，可以使用固定在椎体下缘的神经根牵开器（五角星）保护硬膜囊和神经根，内镜视图（d）；侧位透视图像（e）；融合器顺序插入的透视图像（f）；放置明胶海绵以减少移植骨的丢失和骨性终板的出血（g）

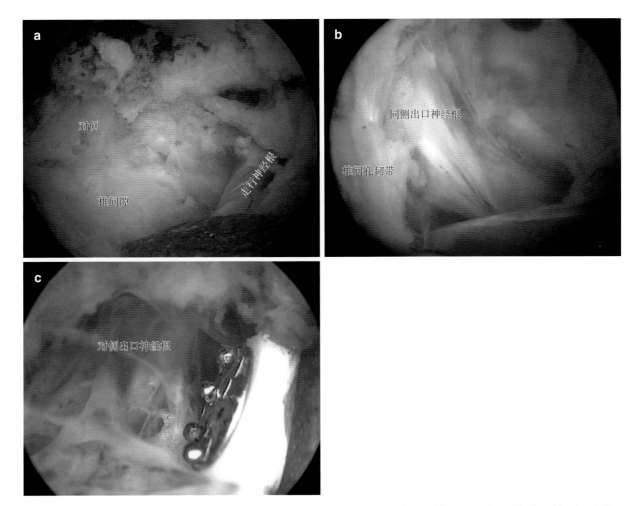

图 12.8　内镜引导下中央区和椎间孔区的减压。对侧走行神经根（a）；同侧出口神经根（b）；对侧出口神经根（c）

12.5.7　术后置管引流及经皮椎弓根螺钉固定

术后医生需要用 Jackson-Pratt 引流管对患者切口引流（100 ml），以防止术后血肿。当插入椎弓根螺钉时，引流管线会受到影响，Jackson-Pratt 引流管可以通过在尾部皮肤切口内侧创建的皮下通道插入。两个同侧切口用于经皮椎弓根螺钉的插入。ULIF 在经皮椎弓根螺钉植入后完成。

12.5.8　术后护理

患者可在手术后第 1 天进行身体活动。术后第 2 天应检查站位 X 线和 MRI，这能详细显示融合器放置和神经根减压的情况。Jackson-Pratt 引流管在术后 1~2 天即可移除。

12.6　病例展示

12.6.1　病例 1（图 12.9）

一名 56 岁女性患者主诉"双下肢疼痛 2 年"。患者有神经源性间歇性跛行的症状。单纯侧位 X 线显示 L4~L5 退行性腰椎滑脱（图 12.9a）。术前 MRI 显示 L4~L5 节段椎体中央区狭窄伴滑脱（图 12.9b、12.9c）。我们通过左侧入路的方法执行 ULIF。术后侧位 X 线显示腰椎滑脱得到了良好的缓解（图 12.9d）。术后 T2 加权 MRI 显示中央区狭窄的减压状态有所改善（图 12.9e、12.9f）。手术后患者的症状明显缓解。

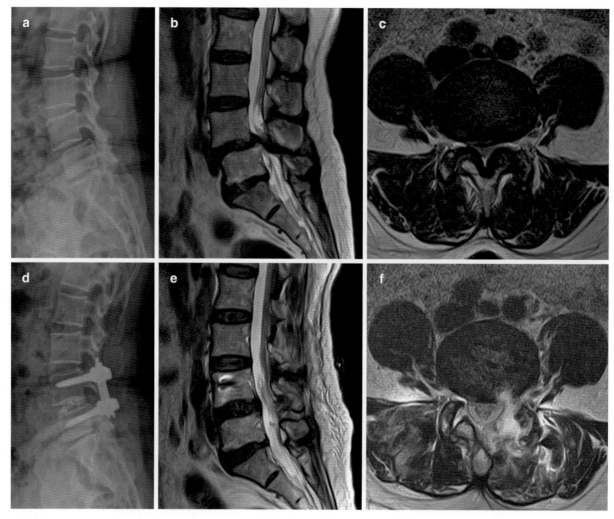

图 12.9　病例 1。术前侧位摄片显示 L4~L5 退行性腰椎滑脱（a）；术前 MRI 显示 L4~L5 水平的中央区狭窄伴腰椎滑脱（b 为矢状位，c 为轴位）；术后侧位 X 线和矢状位 T2 加权 MRI 显示腰椎滑脱复位良好（d、e）；术后轴位 T2 加权 MRI 显示减压充分，椎旁肌损伤极小（f）

12.6.2　病例 2（图 12.10）

71 岁的男性患者，双下肢放射性疼痛，右下肢疼痛显著，神经源性间歇性跛行症状 1 年。侧位 X 线显示 L5~S1 处存在峡部裂性滑脱（图 12.10a）。患者术前 T2 加权矢状面和轴向 MRI 如图 12.10b~12.10d 所示。L5~S1 出现双侧椎间孔狭窄伴峡部裂性滑脱。患者经右侧入路行 ULIF。术后侧位 X 线摄影显示腰椎滑脱复位良好（图 12.10e）。术后 MRI 证实双侧 L5 出口神经根均得到良好减压（图 12.10f~12.10h）。手术后，患者的下肢疼痛明显减轻。

12.7　并发症和处理

12.7.1　硬膜撕裂

大多数硬膜撕裂可以通过胶原蛋白补片（TachoComb）控制。由于大多数硬膜撕裂的大小不足以直接缝合，因此可以通过应用胶原蛋白补片并且卧床 5~7 天来修复硬膜撕裂。尽管如此，如果硬膜撕裂大于 10 mm，硬膜缺损应在内镜检查下直接缝合或转为显微手术修复。

12.7.2　术后血肿

骨面出血可以通过涂抹骨蜡来控制，硬膜外

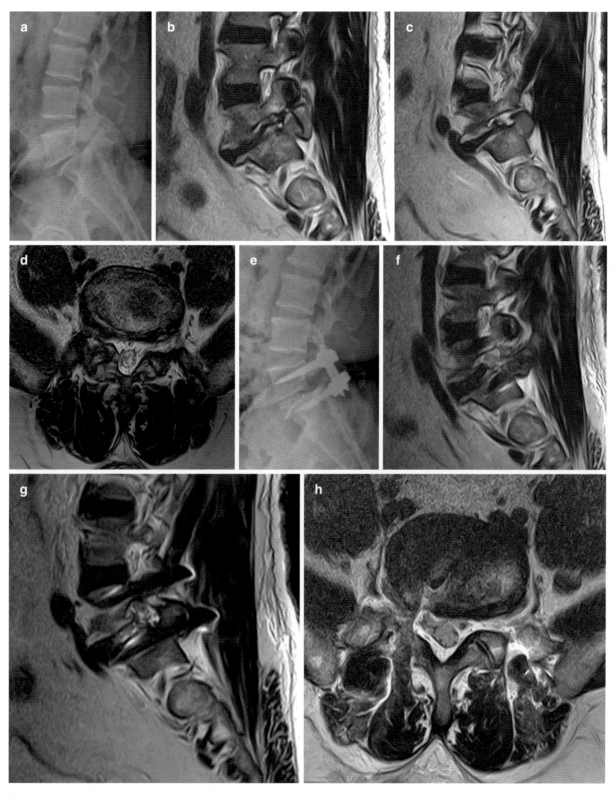

图 12.10 病例 2。术前侧位 X 线显示 L5~S1 峡部裂性滑脱（a）；术前 MRI 显示 L5~S1 双侧椎间孔狭窄 ［b（右）和 c（左）为矢状位，d 为轴位］；术后侧位 X 线显示腰椎滑脱完全复位（e）；术后轴位 T2 加权 MRI 显示双侧椎间孔狭窄减压良好 ［f（右）和 g（左）为矢状位，h 为轴位］

血管出血可使用钩状射频电极凝固。止血剂，如可溶性止血纱布（WoundClot）或明胶海绵，有助于控制隐匿出血部位的出血。在插入融合器后，将明胶海绵应用于纤维环切开部位，可以减少骨性终板的出血。术后需要 Jackson-Pratt 外科引流管引流（100 ml）1~2 天，以防止术后出现血肿。如果术后血肿引起神经根症状，可以使用之前的入路通过 UBE 清除血肿。

12.7.3　液体引起的并发症

头痛、颈部僵硬、癫痫发作和腹膜后积液是一些与液体相关的并发症；由于 UBE 是一种液体介质手术，需要注意液体灌注，因此，可以通过使用半套管牵开器来防止液体灌注引起的并发症（图 12.1a）。

12.7.4　融合器下沉与回缩

放置融合器时，骨性终板的损伤可能导致融合器下沉。在内镜引导下仔细准备终板可以避免这种并发症，尤其是在骨质疏松症患者中更需要注意。使用双头剥离子或终板移除器而不是刮匙进行终板准备可能会减少骨性终板损伤。通过横向放置融合器而不损伤骨性终板，以及在锁定螺钉的同时利用椎弓根螺钉加压，可以降低融合器回缩的风险。

12.7.5　神经根损伤

预防是避免神经根损伤的最佳方法，建议不要使用刮匙或刀等锋利的工具。此外，在神经根结构周围使用射频电极时应格外小心。当在神经根结构周围使用射频电极时，应背对神经根并使用低功率射频电极对神经根结构进行检查。在骨骼处理完成之前，可将黄韧带作为保护层，以避免神经根损伤。当硬膜囊外侧边缘到上关节突剩余突出部分的距离大于 8 mm 时，可以安全地放置融合器，且不会出现与牵拉相关的神经失用症。在放置融合器时，通过透视引导，可以使用

神经根牵开器保护硬膜囊和神经根，从而降低牵拉相关的神经失用症发生的可能性。

12.8　手术技巧和风险

（1）一般来说，脊柱外科医生熟悉左侧入路，但当遇到手术前倾角度过大，如 L5~S1 水平时，或者当需要直接进行神经根减压治疗右椎间孔狭窄时，选择右侧入路更合适。

（2）当可以通过椎板下入路进行对侧减压时，重要的是充分去除棘突基底部以获得操作空间，因为棘突基底部会阻碍内镜和手术器械的进入。

（3）经椎板下入路的对侧关节切除有利于松解粘连的组织，有助于减少腰椎滑脱和脊柱前凸。

（4）当小关节骨赘明显或需要更大程度地减少腰椎滑脱时，在对侧创建两个新的通道，以完全切除下关节突。

（5）由于上关节突内侧部分切除不充分会在融合器植入过程中引起神经根损伤，因此从硬膜囊外侧边缘到上关节突剩余突出部分的距离应至少为 8 mm。

（6）当融合器插入椎间盘间隙时，我们不会试图完全暴露同侧出口神经根，因为这有助于保护出口神经根。

（7）应注意在对侧充分进行终板准备，以便能够将具有较大融合表面积的融合器插入对侧。

（8）借助有角度的终板移除器、弯的髓核钳和 30° 内镜，可以在内镜的引导下实现对侧终板的制备。

（9）在终板准备的过程中，应注意不要损伤骨性终板或前纵韧带。

（10）对于重度腰椎滑脱或椎间盘高度明显减小的患者，使用骨刀切除下椎体上边缘有助于椎间融合器更顺利地插入，并可防止出口神经根发生损伤。

（11）在植入移植骨和融合器期间，有必要避免持续冲洗，以防止骨片丢失。

（12）在透视引导下插入一个合适的融合器，使用神经根牵开器，固定在椎体下缘，以保护暴露的硬膜囊和走行神经根。

（13）插入融合器后，用融合器撞击器横置融合器，以确保其位于椎间盘空间的前部和中部。要形成节段性前凸，应将其放置在更坚固的前环突起上，而不是疏松的中央松质骨部分。

（14）将明胶海绵放在纤维环的切开部位，以减少骨片的丢失和骨性终板的出血。

参考文献

[1] Gejo R, Matsui H, Kawaguchi Y, Ishihara H, Tsuji H. Serial changes in trunk muscle performance after posterior lumbar surgery. Spine (Phila Pa 1976). 1999;24(10):1023–8.

[2] Lee KH, Yue WM, Yeo W, Soeharno H, Tan SB. Clinical and radiological outcomes of open versus minimally invasive transforaminal lumbar interbody fusion. Eur Spine J. 2012;21(11):2265–70.

[3] Park MK, Park SA, Son SK, Park WW, Choi SH. Clinical and radiological outcomes of unilateral biportal endoscopic lumbar interbody fusion (ULIF) compared with conventional posterior lumbar interbody fusion (PLIF): 1-year follow-up. Neurosurg Rev. 2019;42(3):753–61.

[4] Heo DH, Park CK. Clinical results of percutaneous biportal endoscopic lumbar interbody fusion with application of enhanced recovery after surgery. Neurosurg Focus. 2019;46(4):E18.

[5] Kim JE, Yoo HS, Choi DJ, Park EJ, Jee SM. Comparison of minimal invasive versus biportal endoscopic transforaminal lumbar interbody fusion for single-level lumbar disease. Clin Spine Surg. 2021;34(2):E64–71.

[6] Kang MS, You KH, Choi JY, Heo DH, Chung HJ, Park HJ. Minimally invasive transforaminal lumbar interbody fusion using the biportal endoscopic techniques versus microscopic tubular technique. Spine J. 2021;21(12):2066–77.

[7] Heo DH, Hong YH, Lee DC, Chung HJ, Park CK. Technique of biportal endoscopic transforaminal lumbar interbody fusion. Neurospine. 2020;17(Suppl 1):S129–S37.

第 13 章　经过改良的单侧双通道脊柱内镜下经椎间孔腰椎椎间融合术

Dong Hwa Heo, Young Ho Hong, Jin Hwa Eum, and Hungtae Chung

13.1 引言

多种类型的内镜下腰椎融合术已被尝试用于治疗腰椎退行性疾病 [1-5]。其中，UBE 下经椎间孔入路腰椎椎间融合术（TLIF）与开放手术类似，具有可以直接进行神经根减压、神经根损伤发生率低、可植入传统 TLIF 的融合器、内镜监视下终板制备等优点 [1,3]。此外，UBE 下经椎间孔腰椎融合术既具有内镜下脊柱手术的优点，也具有微创腰椎椎间融合术的优点 [5,6]。

近年来，研究者对 UBE-TLIF 进行了改进和尝试。第一种是经过改良的远外侧 UBE-TLIF，使用腰椎侧方椎间融合术的大尺寸融合器 [2]。第二种是双融合器植入技术 [5]。这两种经过改良的 UBE-TLIF 的目的是防止融合器塌陷和增加椎间融合率 [2,5]。下文我们描述了这两种经过改良的 UBE-TLIF 的细节。

13.2　适应证和禁忌证

UBE 下腰椎椎间融合术的适应证和禁忌证与通道下的微创 TLIF 相同 [3]。我们通常推荐这些经过改良的 UBE-TLIF 用于 1~2 个节段腰椎病变的患者。我们认为，多节段疾病可能是内镜下腰椎椎间融合术的相对禁忌，包括 UBE 入路 [3,5]。

- 适应证：腰椎滑脱、峡部裂、复发性椎间盘突出症、中央椎管和椎间孔狭窄。
- 禁忌证：腰椎感染、腰椎畸形（包括先天畸形）。

13.3　特殊工具

我们使用常规的 UBE 工具包和 UBE 内镜系统、射频系统 [6]，以及定制的大尺寸椎间融合器（图 13.1a）。最近，我们用新的大尺寸椎间融合器代替了常用的 TLIF 融合器。定制的大尺寸融合器的尺寸和形状与斜外侧入路腰椎椎间融合术（oblique Lumbar interbody fusion，OLIF）所用的融合器相似。定制的引导器有助于安全植入融合器（图 13.1b）。定制的终板剥离子和有角度的刮匙用于处理终板。在双融合器植入技术中，我们通常使用后路腰椎椎间融合术（PLIF）所使用的融合器。

13.4　麻醉与体位

我们采用气管内插管全身麻醉，患者取俯卧位。对于有些病例，单节段 UBE 椎间融合手术的另一种麻醉方式是硬膜外麻醉加静脉强化麻醉。Jackson 手术床和 Wilson 架均可用于腰椎 UBE 融合手术。

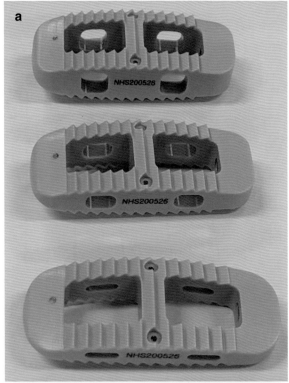

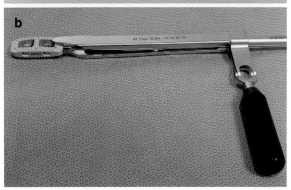

图 13.1 新设计的用于改良后的远外侧 UBE-TLIF 的融合器，该融合器尺寸与 OLIF 的融合器相似（a）。改良后的远外侧 UBE-TLIF 的引导器（b），该引导器用于植入大尺寸的融合器

13.5 手术步骤

13.5.1 经过改良的 UBE 下远外侧 TLIF（极外侧 TLIF，视频 13.1）

在同侧椎弓根外侧缘将皮肤切开形成两个入口（图 13.2）。右利手外科医生更习惯于左侧入路。该技术需要两个通道（观察

视频 13.1

通道和操作通道）（图 13.3a）。观察通道仅用于内镜观察，操作通道用于手术器械进出。经尾侧切口逐级插入扩张器，然后插入操作鞘管（图 13.3b）。经另外一个头端皮肤切口插入内镜鞘管。用射频电极使椎板和关节突关节显露。用磨钻、骨刀和椎板咬钳切除同侧部分椎板和全部关节突。如果患者有中央椎管或双侧侧隐窝狭窄，则须切除双侧黄韧带（图 13.4a、13.4b）。如果患者有椎间孔狭窄和出口神经根受压，我们通过切除椎间孔区黄韧带来对出口神经根减压。我们要先测量走行神经根和出口神经根之间的距离（图 13.4c），如果这个距离大于 16 mm，则可以在不损伤神经根的情况下安全地植入大尺寸的融合器。减压后，用骨刀和髓核钳行全椎间盘切除术。使用终板刮匙将软骨终板从骨性终板刮除（图 13.5a）。用弯头刮勺和弯头髓核钳切除对侧椎间盘组织和软骨终板（图 13.5）。

终板植骨面制备完成后（图 13.5b），植入一个大尺寸的融合器。有时，我们需要做一个额外的远外侧切口以植入融合器[2]。使用硬膜拉钩将硬膜向内侧牵开，并将特制的引导器插入椎间盘间隙（图 13.6）。最后，我们在 C 臂的透视下放入一个填充好融合材料的大尺寸融合器（图 13.6）。矢状方向的融合器应横向旋转（将融合器转向冠状方向，即横置），为腰前凸提供更好的稳定性。在 C 臂透视下，我们使用融合器嵌入器将融合器横置（图 13.7、13.8）。术后放置一根硬膜外引流管以防止硬膜外血肿。随后，经皮植入双侧椎弓根螺钉。

13.5.2 经过改良的 UBE-TLIF 双融合器植入技术（视频 13.2）

该手术总体流程与常规 UBE-TLIF 或经过改良的远外侧 UBE-TLIF 相同。从做皮肤切口到做两个通道再到处理终板的过程，该手术与常规 UBE-TLIF 均相同。

视频 13.2

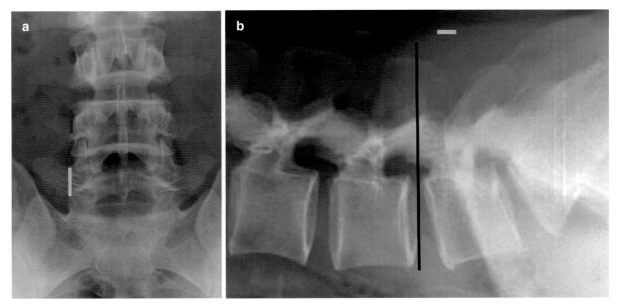

图 13.2　两个皮肤切口点（a）。在左侧入路中，头侧切口（红线）作为观察通道入口，尾侧切口（黄线）作为操作通道入口（b）。通常，在椎弓根的外缘做两个皮肤切口

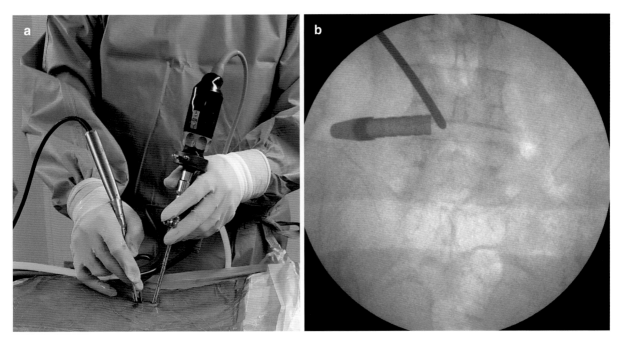

图 13.3　UBE-TLIF 全景图（a）。术中切开两个通道后的 C 臂透视图（b）

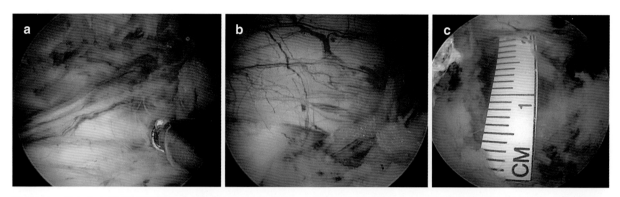

图 13.4　术中中央椎管减压及关节突切除后的内镜图像。对侧（a）和同侧（b）走行神经根完全得到减压。测量出口神经根与走行神经根之间的距离（c）

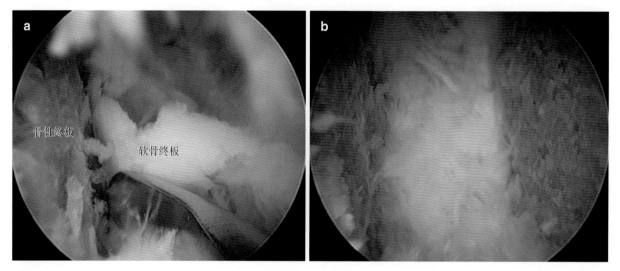

骨性终板

软骨终板

图 13.5　术中终板制备过程的内镜影像。使用刮匙和剥离子将软骨终板从骨性终板上分离（a）。完成终板制备且骨性终板未受到损伤（b）

该手术使用两个短 PLIF 融合器代替 TLIF 融合器。由于 PLIF 融合器的体积小，我们可以安全方便地植入两个融合器。

在植入两个融合器之前，我们先对神经根进行了充分减压，包括对侧走行神经根、同侧走行神经根和同侧出口神经根（图 13.9）。我们还进行了全椎间盘切除术和终板准备（图 13.9）。

两个 PLIF 融合器穿过一侧的椎板切开区和关节突切除区（图 13.10、13.11）。用拉钩向内侧牵开硬膜，将第一个 PLIF 融合器尽可能地向内侧和对侧植入（图 13.10a、13.11a）。有时，我们使用融合器推杆在更靠中间的位置植入融合器。将第二个融合器放置在与第一个融合器相邻的椎间隙区域（图 13.10b）。将骨碎片等融合材料放入两个融合器之间的间隙中（图 13.10c）。在内镜监视下，安全地植入两个融合器（图 13.10、13.11）。

植入两个融合器后，行经皮椎弓根螺钉内固定。

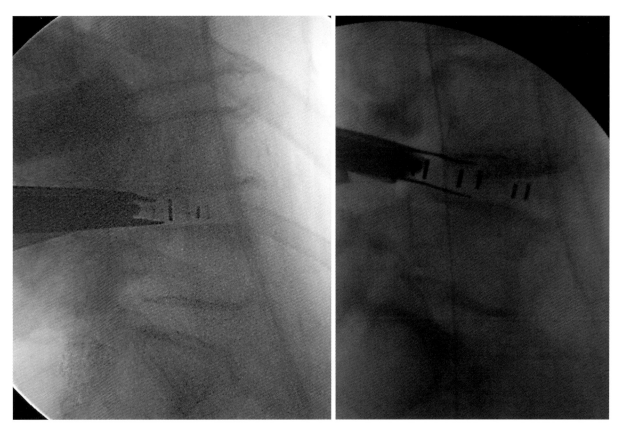

图 13.6　采用特制的引导器进行大尺寸融合器植入

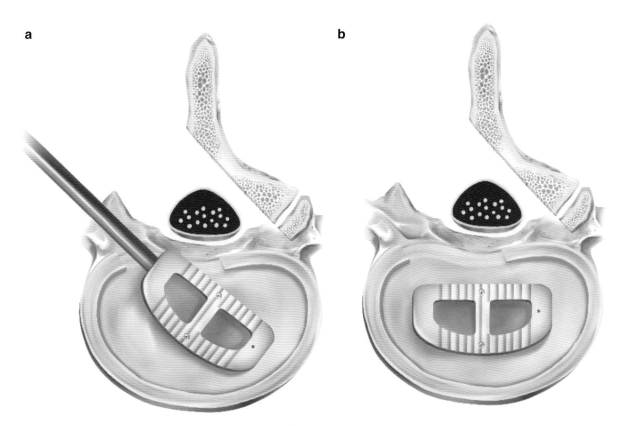

图 13.7　首先，斜行植入一个大尺寸融合器（a），然后使用融合器嵌入器将融合器横置（b）

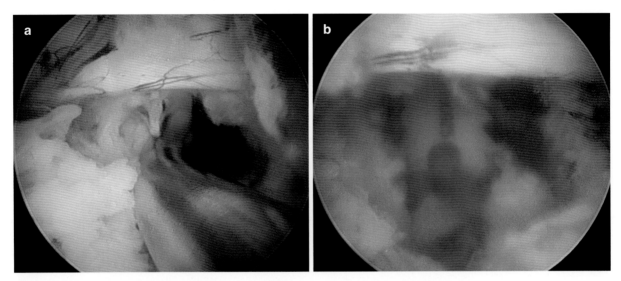

图 13.8 使用融合器嵌入器将融合器横置（a）。内镜图像显示大尺寸融合器已被横置（b）

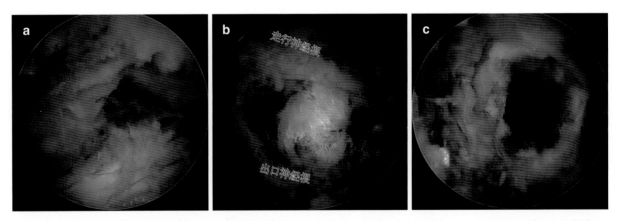

图 13.9 术中内镜影像显示神经根已被充分减压和椎间盘已被切除。对侧走行神经根（a）、同侧走行神经根和同侧出口神经根（b）获得充分减压。椎间盘完全被切除（c）

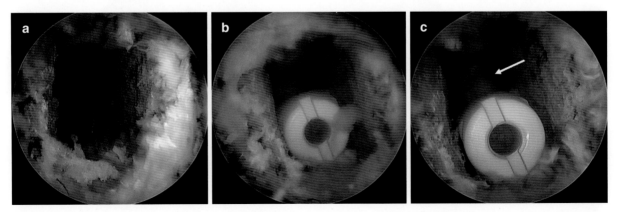

图 13.10 从左侧植入两个 PLIF 融合器。向内侧植入第一个融合器（a），植入第二个融合器（b）。在两个融合器之间放入融合材料（c）（白色箭头）

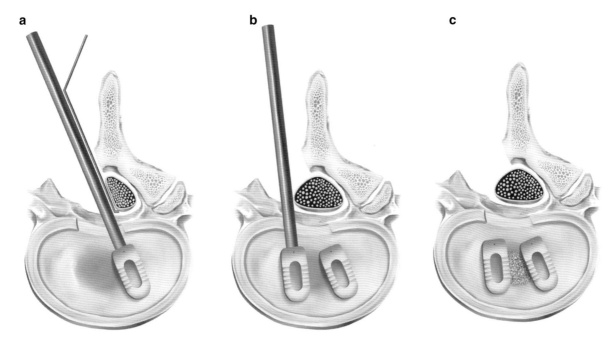

图 13.11　双融合器植入技术示意图。植入第一个融合器（a）。植入第二个融合器（b）。两个融合器植入后（c）

13.6　病例展示

13.6.1　病例 1

64 岁女性患者，主诉"双下肢严重疼痛，伴神经源性间歇性跛行"。术前 X 线提示 L4 椎体退行性滑脱。术前 MRI 显示腰椎滑脱伴 L4~L5 节段中央椎管狭窄。我们在 L4~L5 处使用大尺寸融合器进行改良后的远外侧 UBE 下 TLIF（图 13.12 和视频 13.1）。手术后，腰椎滑脱得到完全复位，中央椎管狭窄得到充分减压，在 L4~L5 椎体间放置一个与 OLIF 相同的大尺寸融合器。术后患者症状得到明显改善。

13.6.2　病例 2

65 岁男性患者，主诉"双下肢根性疼痛和刺痛感"。术前 X 线和 MRI 显示 L4 椎体滑脱（图 13.13），同时提示中央椎管狭窄合并椎间孔狭窄。我们经左侧入路行 UBE 下 TLIF，植入

两个融合器（视频 13.2）。术后 X 线显示 L4~L5 椎间植入两个融合器，腰椎滑脱得到复位（图 13.13）。术后 MRI 显示中央椎管和椎间孔得到充分减压，在 L4~L5 椎间隙植入两个 PLIF 融合器（图 13.13）。术后患者双下肢疼痛消失。

13.7　并发症及其处理

两种改良后的 UBE-TLIF 的并发症与通道下微创 TLIF 相似，且通常更少。

（1）硬膜撕裂：小的硬膜裂口可以用外科手术补片或非穿透性血管夹[7]来进行修复。

（2）术后硬膜外血肿：术后常规放置引流管以防止硬膜外血肿。精细控制出血非常重要。

（3）神经根损伤：当我们植入融合器时，存在损伤神经根的可能性。硬膜拉钩和引导器的使用对于防止植入融合器时损伤神经根具有重要意义。

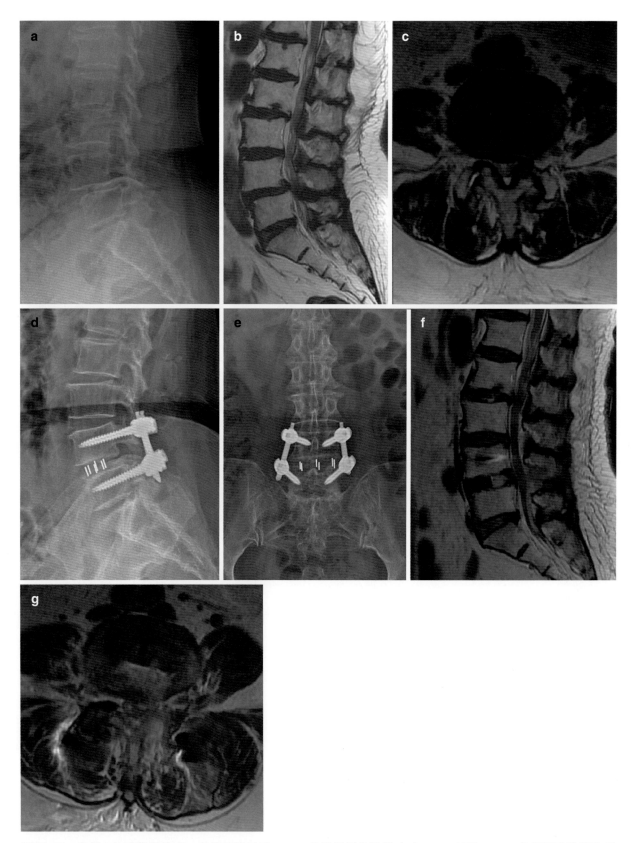

图 13.12 病例 1 的影像学检查。术前 X 线显示 L4~L5 节段退行性滑脱（a），MRI 显示 L4~L5 节段严重椎管狭窄（b、c），在该患者 L4~L5 节段行改良后的远外侧 UBE-TLIF（d、e），术后 X 线和 MRI 显示腰椎滑脱得到完全复位，L4~L5 中央椎管得到充分减压（f、g）

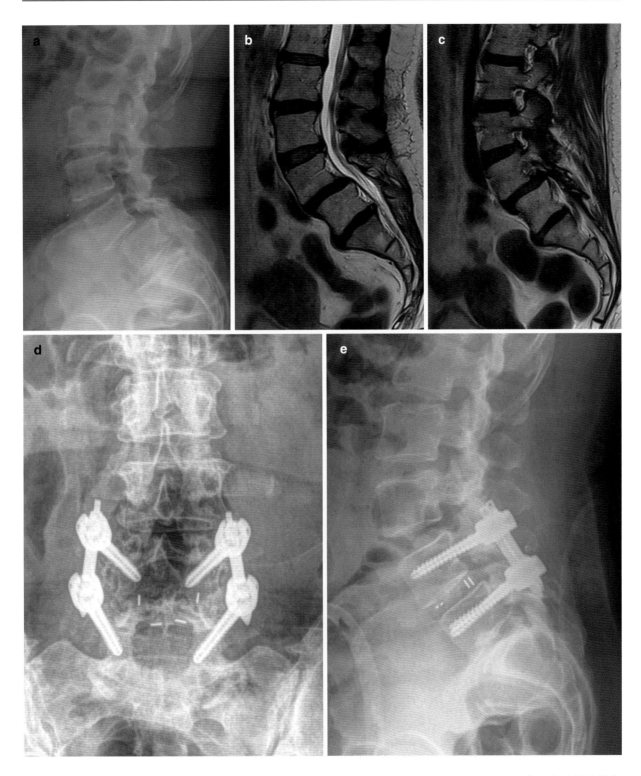

图 13.13　病例 2 的影像学检查。术前的 X 线和 MRI 显示 L4 椎体前滑脱，椎间孔狭窄，L4~L5 节段中央椎管狭窄（a~c）。我们经左侧行 UBE-TLIF，植入两个融合器（d 和 e）。术后 X 线显示 L4~L5 椎间隙植入两个融合器，腰椎滑脱获得复位（d、e）

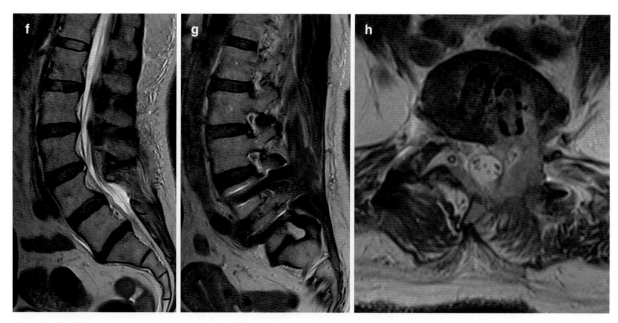

图 13.13（续） 术后 MRI 显示 L4~L5 中央椎管和椎间孔狭窄得到减压，腰椎滑脱被完全复位（f~h）

13.8 手术技巧和风险

13.8.1 改良后的远外侧 UBE-TLIF

　　术前轴位 MRI 测量走行神经根与出口神经根之间的距离是非常重要的。如果这个距离超过 16 mm，大尺寸的融合器可以安全地被植入而不会损伤神经根。走行神经根与出口神经根之间距离在下腰椎区（L4~L5 和 L5~S1 节段）相对较宽。如果走行神经根与出口神经根之间的距离较窄（小于 15 mm），我们采用常规 TLIF 融合器或两个 PLIF 融合器，而不是大尺寸的融合器。我们强烈建议在植入融合器时使用专门的引导器。C 臂透视监视对于融合器的安全植入非常重要。

13.8.2 双融合器植入技术

　　UBE-TLIF 双融合器植入技术使用常规 PLIF 的融合器。任何 PLIF 融合器都可以用于这种融合技术。第一个融合器应深放于对侧。如果第一个融合器是从同侧植入，则应使用融合器嵌入器将融合器推到对侧。在植入第二个融合器时，要注意不要把第一个融合器推得太深。如果两个融合器插入后椎间隙仍有空间，我们应将融合材料如骨碎颗粒放入椎间隙或两个融合器之间。在植入融合器的过程中，我们倾向于使用 C 臂透视监视。

参考文献

[1] Heo DH, Park CK. Clinical results of percutaneous biportal endoscopic lumbar interbody fusion with application of enhanced recovery after surgery. Neurosurg Focus. 2019;46(4):E18.

[2] Heo DH, Eum JH, Jo JY, Chung H. Modifed far lateral endoscopic transforaminal lumbar interbody fusion using a biportal endoscopic approach: technical report and preliminary results. Acta Neurochir. 2021;163(4):1205–9.

[3] Heo DH, Lee DC, Kim HS, Park CK, Chung H. Clinical results and complications of endoscopic lumbar interbody fusion for lumbar degenerative disease: a meta-analysis. World Neurosurg. 2021;145:396–404.

[4] Kang MS, You KH, Choi JY, Heo DH, Chung HJ, Park HJ. Minimally invasive transforaminal lumbar interbody fusion using the biportal endoscopic techniques versus microscopic tubular technique. Spine J. 2021;21(12):2066–77.

[5] Heo DH, Hong YH, Lee DC, Chung HJ, Park CK. Technique of biportal endoscopic transforaminal lumbar

interbody fusion. Neurospine. 2020;17(Suppl 1):s129–s37.

[6] Hwa Eum J, Hwa Heo D, Son SK, Park CK. Percutaneous biportal endoscopic decompression for lumbar spinal stenosis: a technical note and preliminary clinical results. J Neurosurg Spine. 2016;24(4):602–7.

[7] Heo DH, Ha JS, Lee DC, Kim HS, Chung HJ. Repair of incidental durotomy using sutureless nonpenetrating clips via biportal endoscopic surgery. Global Spine J. 2020.:2192568220956606; https://doi.org/10.1177/2192568220956606.

第 14 章　单侧双通道内镜下延长节段融合术治疗邻椎病

Ji Soo Ha, Dong Hwa Heo, Kang Hyon Sung, Yong Sang Kim, and Dae Hyun Kim

14.1　引言

随着多国迈入社会老龄化，各种脊柱疾病（包括退行性疾病）的腰椎或者腰骶部融合手术病例呈指数增长 [1-3]。与此同时，因为融合手术术后的邻近节段受到的机械压力和活动的不稳定性增加，所以邻近节段发生退变的病例数也有所增加 [1,3]。邻椎病（Adjacent segmental disease, ASD）常表现为椎管狭窄、腰椎滑脱、节段不稳、椎间盘退变和关节突关节病变 [1-3]。传统的延长节段融合术（fusion extension surgery，FES）被认为是腰椎融合手术术后 ASD 的治疗选择。但是 FES 常常面临更多的肌肉破坏和上次手术的瘢痕组织等挑战。UBE 技术最近被用来治疗腰椎退行性疾病 [4-6]。据我们所知，尚无 UBE 下行 FES 治疗腰椎椎间融合术术后 ASD 的报道。

UBE 下行腰椎间融合手术具有对正常组织破坏小的优势 [7,8]。因此，行 UBE 下 FES 可以减少肌肉的破坏和减小切口的尺寸。本章节，我们将介绍 UBE 下 FES 技术，包括两个典型病例。

14.2　适应证和禁忌证

简言之，UBE 下 FES 的适应证和传统 FES 的适应证相同，但是这项技术的难点在于内镜下取出植入的椎弓根钉棒系统。

14.2.1　适应证

- 邻近节段椎管狭窄。
- 邻近节段不稳定。
- 螺钉和连接棒断裂所致的内固定失败。

14.2.2　禁忌证

- 交界椎体骨折。
- 感染。
- 交界处后凸畸形。
- 畸形矫形手术。

14.3　麻醉和体位

推荐使用全身麻醉和气管插管，患者取俯卧位。对于短节段或者仅需接受内固定翻修的患者，有经验的医生可以使用硬膜外麻醉联合镇静药。

14.4　手术前的特殊准备

因为之前手术的椎弓根螺钉和连接棒必须取出，需要回顾之前的手术记录来明确取出器械的类型。准备适当的手术器械，如椎弓根螺丝刀和螺帽起子，以取出之前的内固定物。

此外，根据术前的动力位 X 线和三维 CT 来确认椎弓根螺钉和连接棒的状态。这能让我们了解诸如螺钉是否松动、连接棒周围骨量多少等问题。

14.5　手术步骤：L5~S1 延长至 L4~L5 和 L5~S1 椎间隙融合术

14.5.1　邻椎椎间隙的融合器植入

第一步是在取出旧的椎弓根钉棒之前，

对需要延长的相邻节段行内镜下 TLIF。在 C 臂透视下建立通道，这类似于常规的 UBE 下 TLIF [5,6,9]。我们在邻椎和前次手术的椎弓根或螺钉尾的位置做 3 个 1.5 cm 的纵向或者横向切口（图 14.1）。对头端 ASD 患者采用左侧入路时，左侧头端切口为内镜入口，右侧尾端切口为操作入口。切开皮肤和深筋膜后，我们置入逐级扩张器和剥离子建立双通道。用导杆探至椎板背侧，通过 C 臂透视确认后，做骨膜表面剥离。最后，接入内镜灌洗系统，观察生理盐水能否从操作通道顺利排出。灌洗液可以使椎板上方自然

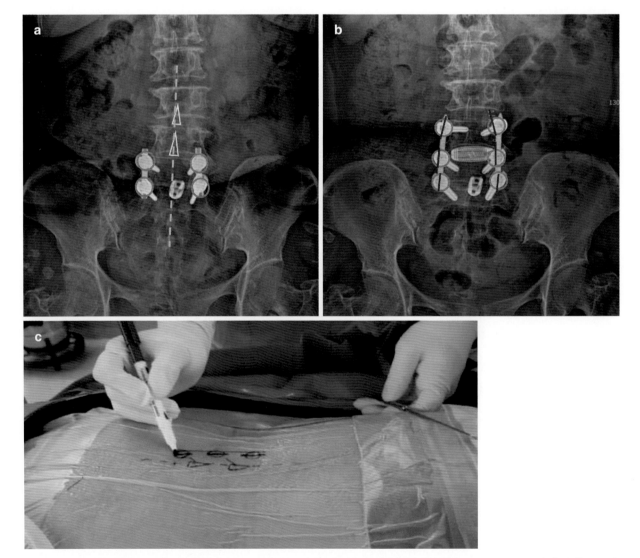

图 14.1　在椎弓根螺钉钉尾上方做手术标记（圆圈）。在椎弓根中线垂直做 3 个皮肤切口（a~c）。笔者喜欢使用垂直切口。切口被用作观察通道和操作通道的入口。此外，也可通过切口取出旧螺钉和置入新的经皮椎弓根螺钉

形成一个腔隙，这有助于控制出血并提供清晰的视野，为内镜下椎间融合术创造操作空间。我们在高倍内镜下行单侧椎板切除、双侧减压和小关节切除[5,6,9]。内镜深入到椎间隙可以更安全地处理终板。最后，拉开硬膜囊，在透视监视下植入一个长而直的融合器[6,9]。这项技术类似于常规的 UBE 下 TLIF。

14.5.2　取先前植入的椎弓根螺钉尾帽

在椎弓根外缘做皮肤切口（1~1.5 cm），以去除旧的椎弓根螺钉和植入新的经皮椎弓根螺钉。之前用于邻近节段的椎间隙融合的切口也可以用来取螺钉和置入螺钉。取螺钉尾帽时，器械和内镜一起通过螺钉上方的一个切口进入（图14.2a）。因为 UBE 的镜头直径只有 4 mm，故一个切口可以同时完成观察和操作。我们使用射频电凝或电切进行肌肉剥离来露出螺钉的钉尾，再清除覆盖在钉尾上的粘连组织，暴露螺钉。而后，为了植入最临近的椎弓根螺钉，将观察镜头拔出并插入到新的切口。这样操作器械和镜头可以在不同的通道以减少二者的交叉碰撞。因为钉尾附近的组织已被剥离干净，通过镜头可以比较容易地找到螺钉，此时即可从操作通道内取出椎弓根螺钉的尾帽。

14.5.3　取先前植入的连接棒

如果所有椎弓根螺钉的尾帽已被取完，我们就可以暴露出连接棒在钉尾的部分，不需要完全暴露连接棒的上方，因为我们可以顺利地通过皮肤切口将其拉出，不必沿上方取出（图14.2b）。我们只需要充分暴露连接棒头部周围，用持棒器夹住其头端，将角度刮勺放在连接棒的腹侧，通过杠杆原理使其头端略抬向背侧，就能将其拉出切口。

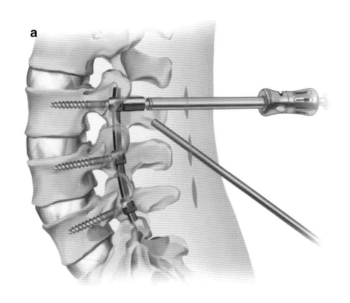

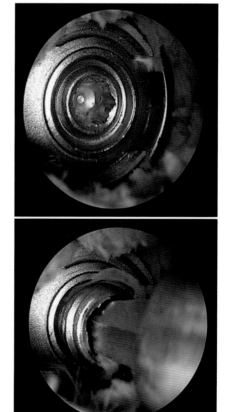

图 14.2　示意图和内镜下照片。暴露出椎弓根螺钉钉尾后，在内镜下将螺帽起子插入尾帽内，取出尾帽（a）

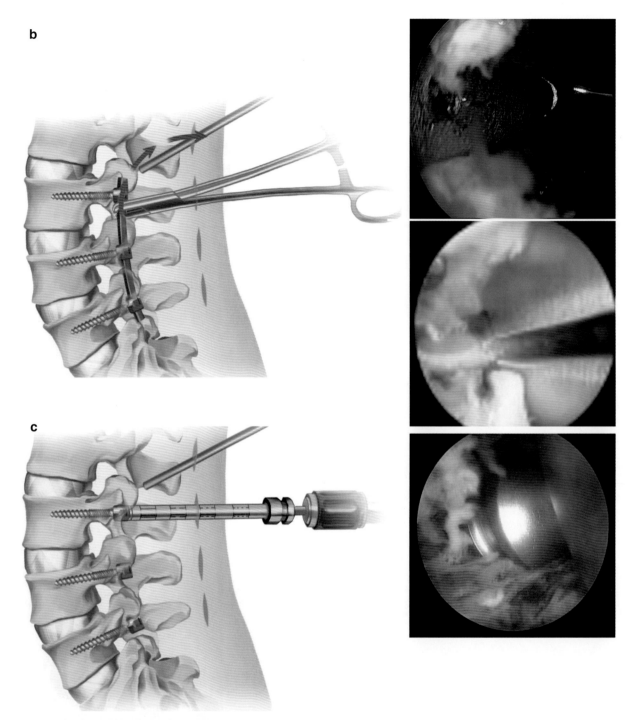

图 14.2（续） 用持棒器将连接棒移除（b）。取出尾帽和连接棒后，在内镜下将椎弓根螺钉取出（c）

14.5.4 取先前植入的椎弓根螺钉

取出连接棒后，我们将内镜置入邻近节段的区域，在内镜下确定旧的椎弓根螺钉的具体位置，用螺钉起子取出该螺钉（图 14.2c）。

14.5.5 利用经皮椎弓根钉棒系统植入新的椎弓根螺钉和连接棒

取出旧螺钉后，可以直接在内镜下找到钉孔的入口，为新螺钉的植入放置导丝（图 14.3）。

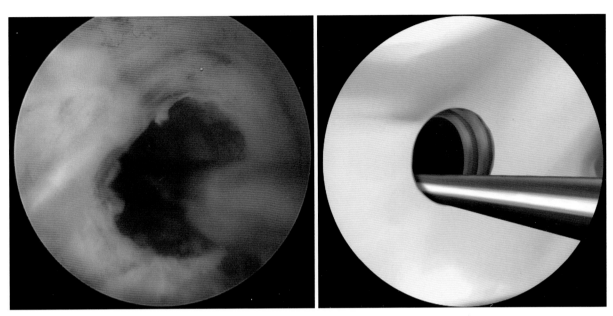

图 14.3　使用导丝可以比较容易地更换经皮椎弓根螺钉。取出旧螺钉后，在椎弓根孔中插入导丝，换上新的经皮椎弓根螺钉

重复上述操作，将所有旧螺钉取出，换上新螺钉的导丝。后续操作过程和应用经皮椎弓根螺钉的常规过程没有区别。

14.6　并发症及其处理

在邻椎节段置入椎间融合器方面，UBE 下 FES 的并发症类似于 UBE 下融合手术 [4-7]。有些病例的内固定装置情况比较复杂，很难在内镜下取出这些装置，这时候有可能会改行开放手术。

14.7　病例展示

14.7.1　病例 1

57 岁男性患者主诉"严重的臀部疼痛伴间歇性跛行"。12 年前，患者接受过 L3~L5 节段的常规椎间融合术。术前的 MRI 显示患者在 L2~L3 和 L5~S1 水平有椎间孔狭窄。所以我们行 L2~L3 和 L5~S1 的 UBE 下 FES（图 14.4）。术后患者症状完全缓解，术后 7 天患者出院。

14.7.2　病例 2

66 岁女性患者，11 年前接受过 L5~S1 的融合手术，现表现为严重腰痛和双下肢疼痛，同时伴有间歇性跛行。术前 X 线和 MRI 可见 L4 椎体滑脱加重。我们使用了 UBE 下 FES 解决上一节段的 ASD。术后 X 线显示椎体滑脱完美复位（图 14.5）。术后 MRI 显示椎间孔狭窄也得到了减压。术后，患者下肢的疼痛消失。

14.8　讨论

各种传统的开放椎间融合手术对于融合手术术后的 ASD 是有效的。然而，这些技术常常伴随较大范围的肌肉损伤、较多的出血量和邻近关节突关节的损伤。

UBE 辅助下 FES 可以减小肌肉损伤的范围（图 14.6）。此技术不需要过多地剥离肌肉，钉棒的取出只需要暴露钉尾周围即可。

此外，传统的开放手术 FES 在椎板切除区域容易造成脑脊液漏 [1-3]。先前手术区域的翻修

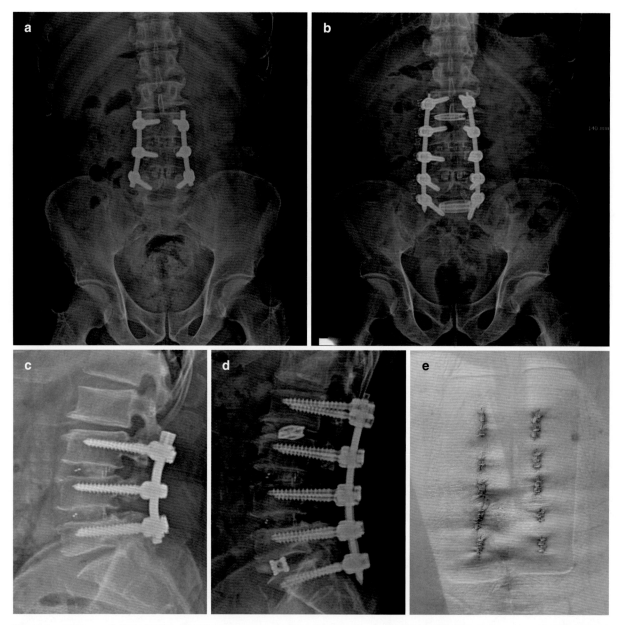

图 14.4　病例 1。术前和术后 X 线对比可见 L2~S1 在 UBE 下 FES 后，冠状面平衡得到纠正（a、b）。术后 X 线可见发生 ASD 的节段椎间隙高度得到恢复并且腰椎曲度得到纠正（c、d）。伤口的整体照片显示切口小（e）

可能会损伤硬膜导致脑脊液漏。然而，行 UBE 下 FES，仅仅需要在 ASD 病变处水平剥离，因此，脑脊液漏的发生率比较低（图 14.7）。

为了能够顺利地进行此手术，有几件事需要记住。在 C 臂透视的引导下在椎弓根上方做手术切口。旧的椎弓根螺钉需要替换为新的椎弓根螺钉（图 14.8）。内镜置入邻近切口观察，椎弓根螺钉正上方切口用来取钉和置钉。导丝插入钉孔中对于经皮椎弓根螺钉的植入非常有用。

此外，该技术还有其他优势。因为手术期间患者的出血量少，所以患者不需要输血，并且在进行经皮椎弓根螺钉固定的手术部位或进行椎间融合的节段不需要引流系统。根据以往报道，由于该手术的切口小，糖尿病患者的切口也愈合良好，所有患者均未出现手术部位感染的情况 [2,3]。

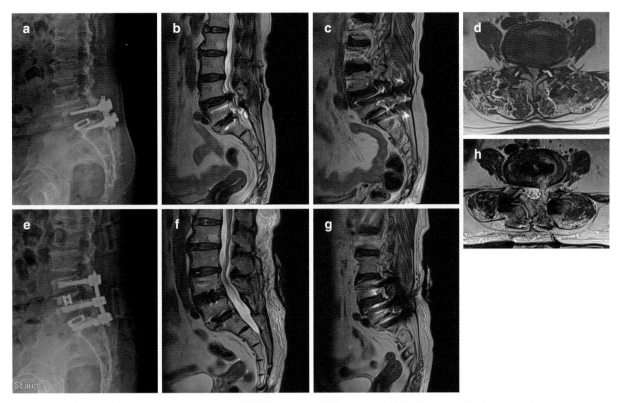

图 14.5 病例 2。术前 X 线和 MRI 显示 L4 椎体滑脱，椎间孔狭窄和中央椎管狭窄（a~d）。行 UBE 下 FES（d、e）。术后 X 线显示 L4 椎体滑脱得到复位（d、e）。术后 MRI 显示 L4~L5 的中央椎管及椎间孔狭窄得到彻底减压（e~h）

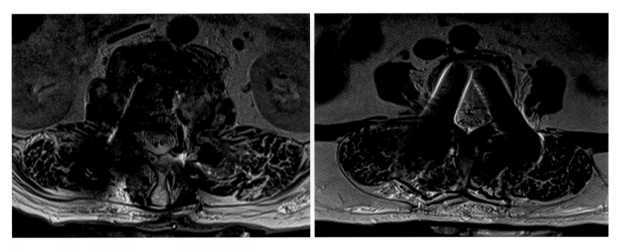

图 14.6 某个病例术后 MRI 显示肌肉破坏较少

术后快速康复（enhanced recovery after surgery, ERAS）一直是脊柱外科领域的焦点，ERAS 可以加速早期康复进程并且有效预防术后并发症[5]。因为对于延长腰椎椎间融合术和后路椎弓根螺钉翻修术等传统开放手术而言，内镜辅助下微创手术更为安全有效，所以 UBE 下 FES 对ERAS 至关重要[1,3]。

总而言之，UBE 下 FES 为治疗症状性 ASD 提供了可行的替代方案，具有肌肉破坏少、出血量少、并发症少和住院时间短等显著优势。

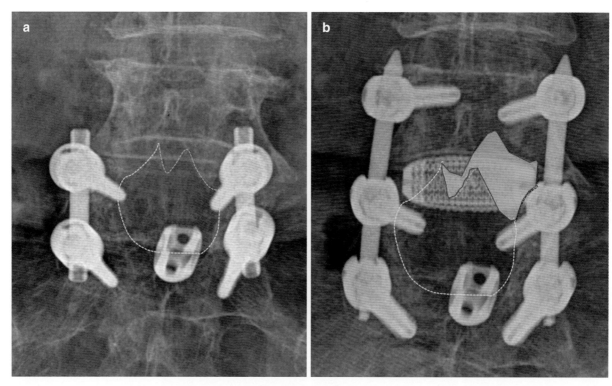

图 14.7　一名 73 岁女性患者的 X 线和 MRI。术前 X 线显示 L5~S1 水平在上次手术接受了全椎板的切除（a）。翻修剥离过程中损伤硬膜的概率很高。在 UBE 下 FES 中，我们只需要切除邻近节段的部分椎板，并不需要暴露原手术区域。因此，相比于传统的开放 FES，UBE 下 FES 发生脑脊液漏的概率较低。术后 X 线中黄色标记区域是 UBE 下 FES 需要切除的椎板区域，并不需要暴露和翻修原先的手术区域（b）

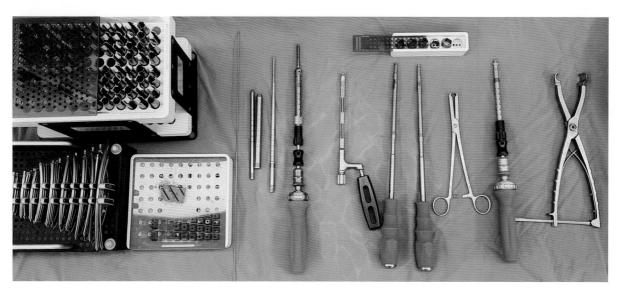

图 14.8　UBE 下 FES 和传统 FES 中的椎弓根钉棒系统的工具无差异

参考文献

[1] Shasti M, Koenig SJ, Nash AB, Bahrami S, Jauregui JJ, O'Hara NN, et al. Biomechanical evaluation of lumbar lateral interbody fusion for the treatment of adjacent segment disease. Spine J. 2019;19(3):545–51.

[2] Adogwa O, Parker SL, Shau DN, Mendenhall SK, Devin CJ, Cheng JS, et al. Cost per quality-adjusted life year gained of laminectomy and extension of instrumented fusion for adjacent-segment disease: defining the value of surgical intervention. J Neurosurg Spine. 2012;16(2):141–6.

[3] Ryu DS, Park JY, Kuh SU, Chin DK, Kim KS, Cho YE, et al. Surgical outcomes after segmental limited surgery for adjacent segment disease: the con- sequences of makeshift surgery. World Neurosurg. 2018;110:e258–e65.

[4] Ahn Y, Youn MS, Heo DH. Endoscopic transforaminal lumbar interbody fusion: a comprehensive review. Expert Rev Med Devices. 2019;16(5):373–80.

[5] Heo DH, Park CK. Clinical results of percutaneous biportal endoscopic lumbar interbody fusion with application of enhanced recovery after surgery. Neurosurg Focus. 2019;46(4):E18.

[6] Park MK, Park SA, Son SK, Park WW, Choi SH. Clinical and radiological outcomes of unilateral biportal endoscopic lumbar interbody fusion (ULIF) compared with conventional posterior lumbar inter- body fusion (PLIF): 1-year follow-up. Neurosurg Rev. 2019;42(3):753–61.

[7] Heo DH, Hong YH, Lee DC, Chung HJ, Park CK. Technique of biportal endoscopic transforaminal lumbar interbody fusion. Neurospine. 2020;17(Suppl 1):s129–s37.

[8] Heo DH, Lee DC, Kim HS, Park CK, Chung H. Clinical results and complications of endoscopic lumbar inter- body fusion for lumbar degenerative disease: a meta- analysis. World Neurosurg. 2021;145:396–404.

[9] Heo DH, Son SK, Eum JH, Park CK. Fully endoscopic lumbar interbody fusion using a percutaneous unilateral biportal endoscopic technique: technical note and preliminary clinical results. Neurosurg Focus. 2017;43(2):E8.

第 15 章　侧方腰椎椎体间融合术与单侧双通道内镜的联合手术

Min Seok Kang, Hyoung Bok Kim, Dong Hwa Heo, and Hyun Jin Park

15.1　引言

治疗退行性腰椎间盘疾病的后路腰椎固定融合手术常伴有椎旁肌肉损伤和大量失血的风险，这 10 年来为克服这一挑战而提出的微创手术技术越来越受欢迎 [1]。其中，侧方腰椎椎体间融合术（lateral lumbar interbody fusion, LLIF）已被提出作为前路腰椎椎体间融合术的微创化替代手术，其在皮肤小切口下借助特殊的牵开器系统，可将大尺寸的椎间融合器植入椎间盘，且手术操作空间接近椎间盘的前外侧，不会损伤椎旁肌肉或大血管。LLIF 的手术方式包括通过腰大肌前方间隙的斜外侧腰椎椎体间融合（oblique lumbar interbody fusion, OLIF）、直接外侧腰椎椎体间融合（direct lumbar interbody fusion, DLIF）、极外侧腰椎椎体间融合（extreme lateral interbody fusion, XLIF）。LLIF 可以通过在椎体终板的双侧皮质骨骺环上放置一个大号前凸融合器，来纠正冠状位和矢状位的椎体偏移，并可通过韧带整复来实现对神经根的间接减压 [2]。LLIF 既可应用于矫正多节段畸形，又可应用于需要前柱重建的骨质疏松性椎体塌陷 [3]。

然而，LLIF 不适用于严重的中央椎管狭窄或伴发椎间盘破裂的椎间盘突出症。此外，LLIF 不完全适用于骨性椎管狭窄病变，包括终板或小关节骨赘和脊柱韧带骨化 [4,5]。在上述条件下，可能需要联合其他手术方式来获得良好的效果，而联合 UBE 对神经根进行直接减压可能是一种有效的选择。有报道证实采用 UBE 技术行椎间孔腰椎椎体间融合可获得满意的临床疗效，以往的大多数研究都集中在单节段或双节段融合，且已发表的大多数研究的排除标准包括椎体重度滑脱（2 级以上）或合并冠状位失衡（Cobb 角大于 25°）[6-9]。因此，LLIF 和 UBE 的联合手术方式可能具有重要的临床意义，因为二者分别具有明确的临床优势。

本文将详细介绍 LLIF 和 UBE 的联合手术，并回顾相关病例。

15.2　适应证及禁忌证

LLIF 与 UBE 的联合手术是一种微创的脊柱前、后路手术方式，可应用于各种成人脊柱退行性疾病以及某些骨质疏松性椎体塌陷病例。

15.2.1　适应证

- 下背部和（或）下肢神经根性疼痛伴神经源性间歇性跛行和（或）进行性神经功能缺损。
- 椎间孔狭窄（Wildermuth 分级系统：中度以上）。

- 中央椎管狭窄（Borenstein 腰椎中央椎管狭窄分级系统：3 级以上）。
- 椎体节段不稳（在屈伸位片上可见大于 4.5 mm 的滑移或大于 15°的成角）。
- 退行性腰椎侧凸。
- 平背畸形伴矢状面失衡（矢状垂直轴大于 5 cm，骨盆倾斜大于 25 度）。
- 超过 3 个月的保守治疗无效。
- 骨质疏松性椎体塌陷（Kümmell 病 3 期）伴腰椎管狭窄。

15.2.2　禁忌证

- 脊柱感染或肿瘤。
- 感染性脊柱炎。
- 急性脊柱创伤。

15.3　麻醉与体位

　　对患者进行全身麻醉和气管插管，建立静脉通路。患者取右侧卧位（图 15.1a）。通过手术台的调节，打开第 12 肋和髂骨之间的空间，达到预期体位后固定患者。消毒，铺巾。

15.4　手术步骤：经腰大肌前侧入路 LLIF

　　用 C 臂透视定位目标椎间盘，并在皮肤上标记。以目标节段为中心，平行于腹外斜肌切开约 3 cm 的皮肤切口，然后沿肌纤维方向钝性剥离腹内斜肌筋膜和腹横筋膜，进行单节段融合。对于多节段融合，采用滑动窗技术在不扩大初始切口的情况下接近邻近的椎间隙，钝性剥离腹膜后间隙，腹膜和大血管向腹侧移动，腰大肌后移，通过腹主动脉和腰大肌之间的通道置入专门的管状牵开器（图 15.1b），暴露椎间盘纤维

环。暴露腰大肌肌纤维时进行神经监测。按以下步骤有序进行椎间盘切除术，使用 Cobb 剥离子行侧方纤维环切开术，小心地取出软骨终板，暴露软骨下骨，勿损伤骨性终板。试模测试椎间隙大小，腰椎正侧位透视完全贴合软骨终板（图 15.1c、15.1d），参考手术前腰椎正侧位片上邻近节段椎间高度，防止过度撑开。使用适当大小的 Clydesdale PEEK 融合器填充脱矿骨基质。从横向倾斜方向植入，调整位置至横向放置。C 臂透视确认植入物和器械均处于合适位置（图 15.1e、15.1f）。

15.5　手术步骤：UBE 手术和经皮椎弓根螺钉内固定术

　　LLIF 操作完成后，患者取俯卧位，铺无菌防水巾（图 15.1g）。采用 UBE 技术进行椎板减压术或侧方椎间孔切开术。在椎板减压术中，在椎板间隙的上、下边缘的皮肤投影标记上分别做两个切口；通常，左侧切口作为观察通道，右侧切口作为操作通道。在内镜下找到椎板间隙后，对间隙两侧进行椎板上、下缘切除术，并尽可能地进行完整的黄韧带切除术。当发现同侧走行神经根、对侧出口神经根和走行神经根松弛且可轻松拨动时，证实达到了足够的神经根减压，必要时可行椎间盘切除术。在外侧椎间孔切开术中，在上横突下缘和下横突上缘上方，外侧椎弓根间连线向外 2 cm 处交叉点分别切开两个皮肤切口。镜下暴露上横突、峡部和关节突关节，行侧方椎间孔切开术和部分黄韧带切除术以确认 Kambin 三角。行 UBE 下腰椎间盘切除术、神经根减压术，以及经皮椎弓根螺钉后路内固定术（图 15.1h）。最后用生理盐水冲洗切口，彻底止血，关闭切口。

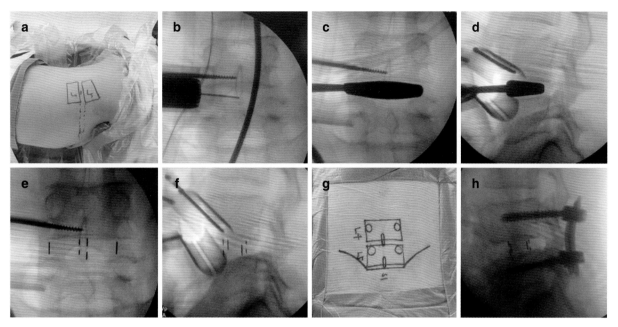

图 15.1　手术步骤。患者取右侧卧位（a）。LLIF 术中所见，C 臂透视证实植入物处于合适位置（b~f）。患者俯卧位，采用 UBE 技术对神经根进行减压（g）。行经皮椎弓根螺钉后路内固定术（h）

15.6　病例展示

15.6.1　病例 1：LLIF + UBE 椎板切除减压术治疗脊柱侧凸合并多节段椎管狭窄

患者，女性，74 岁，背部、右下肢剧痛伴步态异常 1 个月。15 年前患者因腰椎管狭窄接受 L4~S1 右侧半椎板减压术，术后背部疼痛未见改善，间断保守治疗；跛行和放射性下肢痛逐渐加重。体格检查示右踝关节背屈、跖屈、蹬趾背伸肌力 3 级。术前 X 线显示退行性脊柱侧凸，严重的多节段椎间隙狭窄，L4 椎体楔形变（图 15.2a、15.2b）。此外，术前 MRI 显示 L2~L3 椎间盘突出，L3~L4 中央椎管中重度狭窄，L4~S1 双侧椎间孔狭窄。先前的右侧半椎板减压术造成了双侧小关节突膨大（图 15.2c~15.2h），虽然对中央椎管进行了减压，但由于小关节突肥大，从右侧侧隐窝到椎间孔区可见严重狭窄。最终，采用 OLIF 行前路 L2~S1 全椎间盘切除术。然后，患者改为俯卧位。使用 UBE 行后路减压术，在 L4~S1 行右侧椎间孔

切开术（图 15.2k、15.2l），并在 L3~L4 行单侧椎板切除术和双侧减压术（图 15.2m、15.2n）。在 L2~S1 椎体行经皮椎弓根螺钉内固定术（图 15.2i、15.2j）。术前症状明显改善。

15.6.2　病例 2：LLIF + UBE 椎间孔切开术治疗骨质疏松性椎体塌陷伴极外侧髓核突出

患者，男性，78 岁，背部和左大腿前部剧痛伴步态异常 2 个月。1 年前患者因腰椎管狭窄症行前路腰椎 L4~L5 椎体间融合术。2 个月前患者无明显外伤出现背部疼痛，在外院诊断为 L3 椎体压缩性骨折，行保守治疗；后患者出现间歇性跛行、根性下肢痛逐渐加重。体格检查示左股神经牵拉试验阳性，左伸膝肌力 3 级。术前 X 线显示 L3 骨质疏松性椎体塌陷伴左侧椎体楔形变、创伤性椎体滑脱，L4~L5 椎体间融合术后改变（图 15.3a~15.3c）。术前 MRI 显示 L3 椎体爆裂性骨折，L3 椎体滑脱累及左侧椎间孔，L3~L4 椎间隙左侧极外侧髓核突出。选择

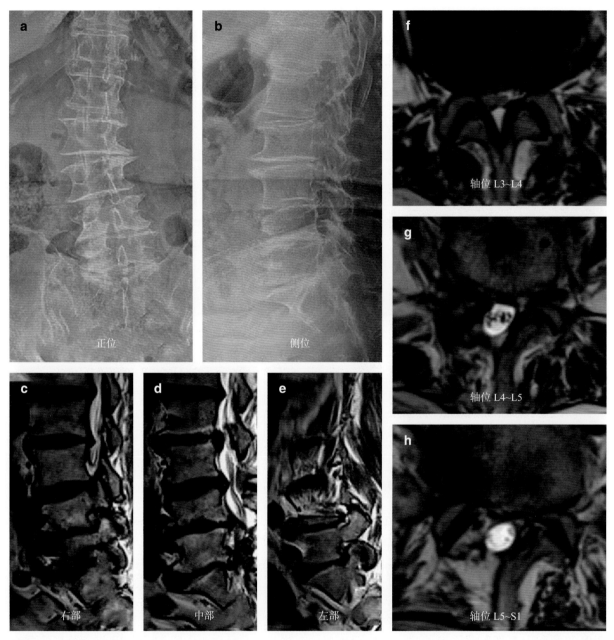

图 15.2　病例 1。术前 X 线（a、b）和 T2 加权 MRI（c~h）

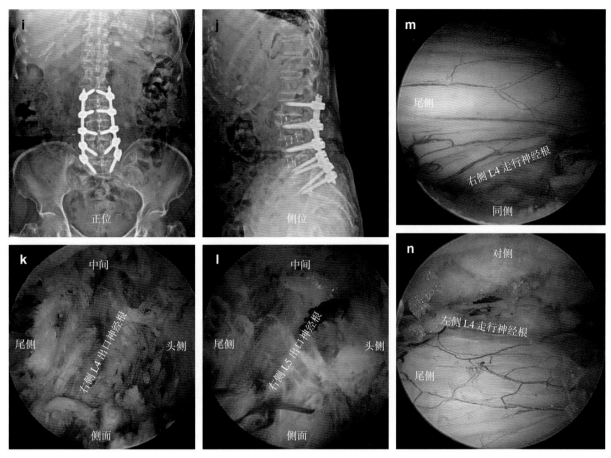

图 15.2（续） 术后 X 线显示（i、j），冠状位 Cobb 角得到纠正，腰椎前凸与术前图像相比增加。远外侧入路行椎间孔切开术中内镜显示（k、l）。右侧 L4、L5 出口神经根得到充分减压。后外侧入路单侧椎板切除术和双侧减压术中内镜显示（m、n），硬膜囊和双侧 L4 走行神经根得到充分减压

经腰大肌入路行 LLIF，用骨水泥增强椎体，并行短节段经皮椎弓根螺钉内固定术（图 15.3i、15.3j），联合使用 UBE 技术进行左侧椎间孔切开术和腰椎间盘切除术（图 15.3k）。术后患者症状明显改善。

15.7　并发症及其处理

　　LLIF 和 UBE 联合手术的总体并发症与每种手术的并发症一致。与 UBE 手术相关的并发症已在上一节中描述。LLIF 术后最常见的并发症是切口疼痛，其次是一过性腰大肌无力、一过性神经症状、节段动脉病损和假疝[10]。多数患者的并发症经保守治疗后可得到改善。然而，手术穿透腰大肌造成的术后腰丛神经损伤，可伴有永久性的运动障碍和感觉障碍。为了防止这些并发症发生，在放置管状牵开器时进行神经电生理监测是很重要的，特别是在行 L4~L5 水平手术时。经腰大肌前侧入路的 LLIF 术后，患者可出现下肢疼痛、肿胀，交感神经损伤引起的感觉异常，输尿管及大血管损伤。在输尿管或大血管损伤时，通常需要相关专家的协诊。特别是在手术涉及 L5~S1 水平时，建议与血管外科医生合作。

15.8　手术技巧和风险

　　除了增加椎间孔的空间外，LLIF 还拉伸了屈曲的黄韧带和后纵韧带，可部分扩大中央椎管

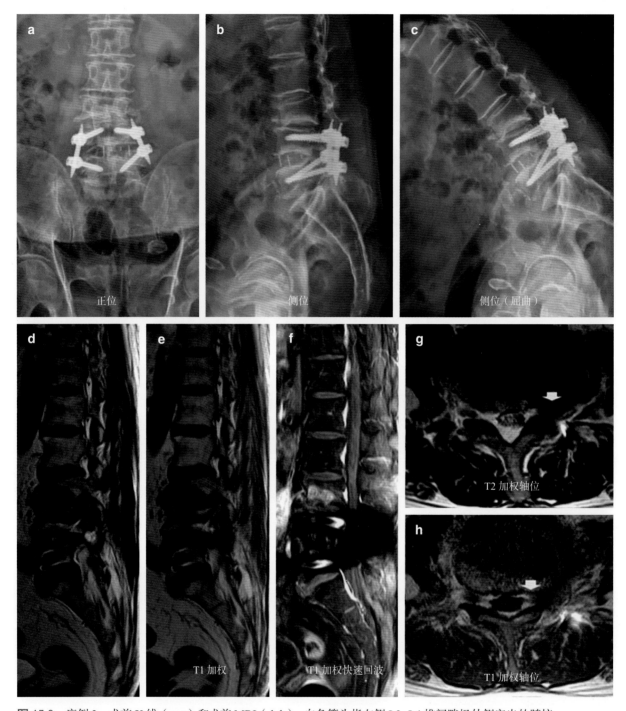

图 15.3　病例 2。术前 X 线（a~c）和术前 MRI（d~h），白色箭头指左侧 L3~L4 椎间隙极外侧突出的髓核

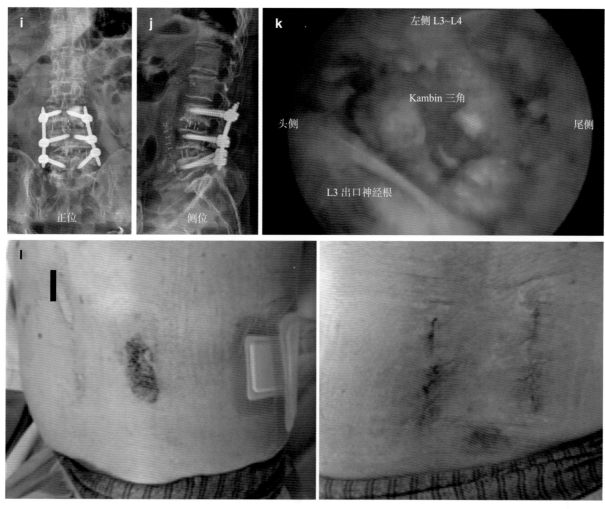

图 15.3（续） 术后 X 线与术前相比（i、j），患者的创伤性椎体滑脱得到纠正。术中内镜探查证实 L3 出口神经根减压充分（k）。术后伤口照片显示（l），一个长 3 cm 的皮肤切口用于行 LLIF，4 个皮肤小切口用于行经皮椎弓根螺钉内固定术

的前后径，这种现象被称为韧带整复，它可以使椎板切除减压术或侧方椎间孔切开术更容易。因此，笔者建议在联合手术中，首先进行 LLIF。此外，如果韧带下有突出的游离髓核，建议只切除游离髓核，尽可能地保留后纵韧带和纤维环的完整性以便于进行韧带整复。

LLIF 的优点是可以将大尺寸椎体间融合器放置在椎体终板的双侧椎体骺环上，通过韧带整复，纠正冠状面和矢状面椎体偏移，以实现间接减压。然而，在终板制备或植入物放置的过程中，一旦发生骨终板骨折，椎间融合器可能会下沉，甚至会导致严重的问题，如假关节形成和

（或）间接神经根减压丧失。对于老年骨质疏松患者，建议尽量少使用骨刀处理终板，同时，轻柔放置植入物，尽量选用长的螺钉进行椎弓根双皮质内固定。

LLIF 是一种治疗腰椎退行性椎间盘疾病的经典手术，最近，医生已尝试用其治疗老年骨质疏松性椎体塌陷后的创伤性腰椎管狭窄症。据报道[3]，这类疾病难以治疗，需要不同的手术方式联合治疗。虽然目前临床证据不足，但短节段前、后入路手术联合 LLIF 应用于治疗椎体塌陷的病例显示，在神经根减压、前柱重建、椎体序列矫正的方面取得了良好的临床效果。特别是采

用 UBE 进行椎板切除减压术或椎间盘切除术，既不损伤椎旁肌肉，又能保持脊柱后方结构的稳定性，同时还能直接进行神经根减压，缓解神经根性疼痛症状。

参考文献

[1] Meng B, Bunch J, Burton D, Wang J. Lumbar interbody fusion: recent advances in surgical techniques and bone healing strategies. Eur Spine J.2021;30(1):22.

[2] Lee HJ, Park EJ, Ahn JS, Kim SB, Kwon YS, Park YC. Clinical outcomes of biportal endoscopic interlaminar decompression with oblique lumbar interbody fusion (OLIF): comparative analysis with TLIF. Brain Sci. 2021;11(5):630.

[3] Fukuda K, Katoh H, Takahashi Y , Kitamura K, Ikeda D. Minimally invasive anteroposterior combined surgery using lateral lumbar interbody fusion without corpectomy for treatment of lumbar spinal canal stenosis associated with osteoporotic vertebral collapse. J Neurosurg Spine. 2021:1–9. https://doi.org/10.3171/2020.10.SPINE201293.

[4] Heo DH, Kim JS. Clinical and radiological outcomes of spinal endoscopic discectomy-assisted oblique lumbar interbody fusion: preliminary results.Neurosurg Focus. 2017;43(2):E13.

[5] Nakashima H, Kanemura T, Satake K, Ishikawa Y , Ouchida J, Segi N, et al. Unplanned second-stage decompression for neurological deterioration caused by central canal stenosis after indirect lumbar decompression surgery. Asian Spine J. 2019;13(4):584.

[6] Kang MS, Y ou KH, Choi JY , Heo DH, Chung HJ, Park HJ. Minimally invasive transforaminal lumbar interbody fusion using the biportal endoscopic tech niques versus microscopic tubular technique. Spine J.2021;21(12):2066–77.

[7] Park MK, Park SA, Son SK, Park WW, Choi SH. Clinical and radiological outcomes of unilateral biportal endoscopic lumbar interbody fusion (ULIF) compared with conventional posterior lumbar interbody fusion (PLIF): 1-year follow-up. Neurosurg Rev.2019;42(3):753.

[8] Heo DH, Park CK. Clinical results of percutaneous biportal endoscopic lumbar interbody fusion with application of enhanced recovery after surgery.Neurosurg Focus. 2019;46(4):E18.

[9] Kim JE, Yoo HS, Choi DJ, Park EJ, Jee SM. Comparison of minimal invasive versus biportal endoscopic transforaminal lumbar interbody fusion for single-level lumbar disease. Clin Spine Surg.2021;34(2):e64–e71.

[10] Quillo-Olvera J, Lin GX, Jo HJ, Kim JS. Complications on minimally invasive oblique lumbar interbody fusion at L2- L5 levels: a review of the literature and surgical strategies. Ann Transl Med. 2018;6(6):101.

第 16 章　颈椎后路椎间孔切开术和髓核摘除术

Kwan-Su David Song, Seung Deok Sun, and Dae Hyun Kim

16.1　引言

颈椎后路手术历史悠久，但同时也一直存在一些严重的问题。例如，手术目标区域太深，要破坏很多肌肉组织才能到达。因此，即使手术部位较小，也需要较长的皮肤切口，并会对周围肌肉过度牵拉。然而，随着脊柱微创手术的发展和进步，借用通道系统如显微内镜进行减压手术，医生几乎已经有效克服了传统手术的缺陷。

此外，随着脊柱器械的改进和内镜技术的进步，微创手术正在进一步发展[1,2]。

在本章中，我们将利用视频和图片描述使用 UBE 系统进行颈椎后路椎间孔切开术（posterior cervical foraminotomy，PCF）和颈椎后路椎间孔斜向切开术（posterior cervical inclinatory foraminotomy，PCIF）的手术过程。

16.2　适应证和禁忌证

适应证：由神经根管内的神经根受压引起的单侧神经根病，伴有保守治疗无效的顽固性疼痛，或神经症状进行性加重[3]。常规显微镜下 PCF 的经典适应证是位于椎板下硬膜边缘外侧的神经根病。PCF 的禁忌证是中央椎管的病变。然而，内镜下 PCF 的适应证已扩大到旁中央型病变。

禁忌证：存在节段性不稳定、中央型椎间盘突出和严重的后凸畸形。颈椎感染、肿瘤或骨折相关的疾病也被认为是 PCF 的禁忌证。

PCIF 的适应证和禁忌证与 PCF 相同。然而，如果病变位于远端区域且需要切除更多的小关节突时，PCIF 术中可能存在加重节段不稳的风险。根据棘突的形状和偏差，PCIF 可能会受到相应的限制。

16.3　手术器械

（1）钻头：3.5 mm 球型金刚砂磨钻（图 16.1a），3 mm 圆锥型可弯曲金刚砂磨钻（图 16.1b）。

（2）内镜牵开器（图 16.1c）。

16.4　麻醉和体位

接受 PCF 或 PCIF 的患者采用相同的体位和麻醉方式。

患者接受全身麻醉，取俯卧位。使用 H 形体位垫放松患者腹部，以避免腹部受到的压力增加。应用面部凝胶垫保护患者眼球和下颌免受压伤（图 16.2a）。

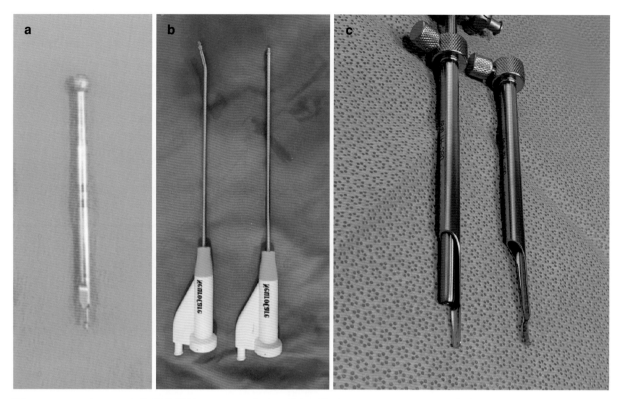

图 16.1　PCF 和 PCIF 中使用的器械。3.5 mm 球型金刚砂磨钻（a），3.0 mm 圆锥型可弯曲金刚砂磨钻（b），内镜牵开器（c）

使患者颈部屈曲，上背部须向下倾斜。这有助于维持良好的静脉回流和减少手术过程中的出血。因此，建立上述体位是手术中非常重要的一点。通常，侧位透视可观察到 C5~C6 水平，但 C6~C7 及低于该水平的部位可被肩部的软组织掩盖。因此，即使没有使用颈椎牵引装置，患者的颈部也必须被固定，双肩部被医用胶布牵拉固定（图 16.2b）。

此外，减少出血量最重要的措施之一是控制患者的血压。在麻醉师的配合下进行低血压麻醉可维持手术视野清晰。根据笔者个人的经验，将患者的平均动脉压降低到 80 mmHg 是合适的。

16.5　手术步骤

PCIF 过程中术者的站位和 PCF 不同。并且因通道的位置不同，手术中接近靶点的倾角也

不同 [4]。然而，其他的步骤是相同的，包括骨性（减压）、韧带切除和神经根减压。

因此，对于通道的创建，我们将 PCF 和 PCIF 分开描述。对于主要手术技术，我们不对 PCF 进行详细解释，而是解释 PCIF 的详细手术技术。

16.6　颈椎后路椎间孔切开并神经根减压松解术（视频 16.1、16.2、16.3）

16.6.1　皮肤标记和切口

常规消毒铺巾后，术者站在患侧。在 C 臂透视的引导下，在椎弓根体表投影上垂直做 2 个 0.5 cm 的皮肤切口，建立两个通道口。两个通道的皮肤切口都在与目标节段相应的上、下椎弓根处建立。这两个入口之间的距离约为 2 cm（图 16.3a）。

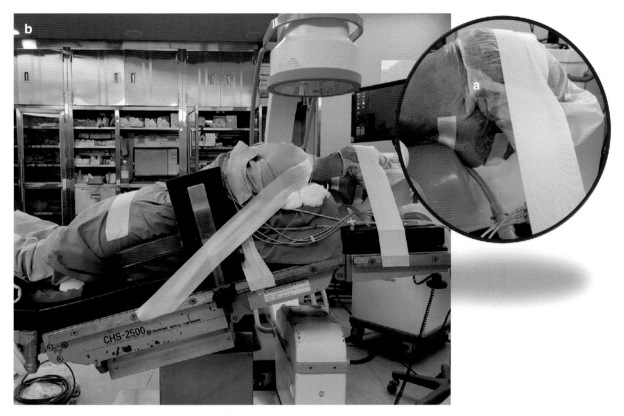

图 16.2　患者的手术体位。患者面部必须用凝胶面部垫保护（a），颈部和双侧肩必须用医用胶带固定，而不用头架。患者上背部必须向下倾斜，以保证良好的静脉回流（b）

观察通道和操作通道需要间隔一定的距离。如果该距离太近，由于内镜和器械之间相互阻挡，会增加手术难度。相反，如果该距离太大，内镜和器械又难以到达目标点内。

确定两个通道切口后，在 C 臂透视的指导下，使用 10 号刀片在筋膜上做一个更深的切口直到骨面。使用宽刀片会安全得多，因为它不太可能穿透椎板间，这也会使得清理椎板周围的软组织更容易（图 16.3b）。

应用逐级扩张器来解剖颈部肌肉，获得手术空间。置入套管后，通过观察通道插入 0° 内镜。

在笔者的操作过程中，生理盐水冲洗系统依靠自然重力引流，但在其他使用泵入系统的情况下，可以维持约 30 mmHg 的安全压力，从而避免颅内压的升高[5]。手术器械通过操作通道进出。

用内镜和操作工具暴露上椎板下缘、下椎板上缘以及关节突的内测点（V 点）后（图 16.3c），清理 V 点周围的残余软组织，用射频电极控制小出血灶，清洁术野区域[6]。

16.6.2　椎板切除术和黄韧带切除术

使用 3.5 mm 金刚砂磨钻，从 V 点开始进行部分椎板切除和小关节切除（图 16.4a）。用磨钻从上椎板的下外侧缘向头端磨除部分椎板，直到暴露黄韧带的止点（图 16.4b）（视频 16.1）。

视频 16.1

向尾端磨除下椎板的上外侧缘，直到椎板像蛋壳一样薄，便可显露硬膜（图 16.4c）。

然后用磨钻沿小关节内侧向外侧进行椎间孔切开术。切除范围不超过小关节突的 50%（图 16.4d）。根据突出和手术节段的大小与位置，椎间孔的切开范围可以向外侧或头尾侧延伸。

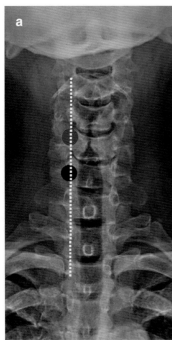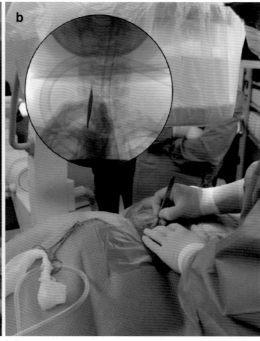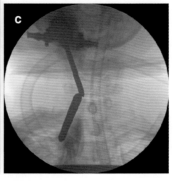

图 16.3　PCF 皮肤切口点被标记在目标节段周围的上、下椎弓根处，做观察通道（红圈）和操作通道（蓝圈）的两个皮肤切口，白色虚线表示椎弓根的内侧缘（a）。在透视的引导下进行皮肤切开（b）。皮肤被切开后，两个通道呈三角形交汇于靶点（c）

如果超过 50% 的小关节被切除，就有椎体不稳的风险，因此在暴露黄韧带外侧缘时小关节突的切除比例必须小于 50%[7,8]。

由于在骨磨除的过程中黄韧带对神经结构有保护作用，因此笔者建议将黄韧带保留到骨性减压完成。

16.6.3　神经根减压术

在切除黄韧带和止血后，应首先识别椎弓根的内缘，其目的是辨识硬膜和神经根的解剖结构。此外，辨别硬膜毛细血管的方向可作为识别出口神经根的一个很好的技巧（图 16.5）。

应用 1 mm 的椎板咬骨钳和小刮匙识别与减压出口神经根。这有助于在椎间孔切开时避免再次压迫原本受压的神经根（视频16.2）。

视频 16.2

如果神经根周围有突出的髓核，轻轻地将其拉开，小心地切开并摘除。因为椎间盘突出通常

发生在神经根的腋下部分。如果摘除髓核的操作空间较小，行椎弓根切开术可以在神经根周围提供更多的空间，使减压操作更容易（图 16.6），内镜牵开器对这项操作也很有用。外科医生在手术过程中必须小心，以避免医源性脊髓损伤（视频 16.3）。

视频 16.3

在神经根减压术后，用一个球型头端的神经探钩向外侧触探椎弓根的边界，如果可以通过神经孔，就能确保椎间孔得到充分减压。

16.7　颈椎后路椎间孔斜向切开术（视频 16.4 和 16.5）

16.7.1　皮肤标记和切口

术者站在健侧。建立两个通道时，需在 C 臂透视的引导下，沿棘突对侧边缘垂直制作 2 个 0.5 cm 的皮肤切口（图 16.7a）。有时，18 号针可以在皮肤切口前确定适当的倾斜角和目标节

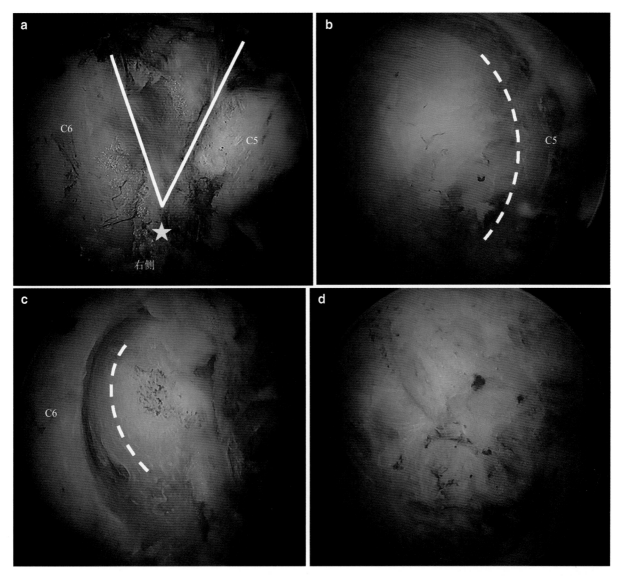

图 16.4　术中镜下图像显示了右侧 C5~C6 的 V 点（黄色五角星）（a）。在头侧磨除上椎板的下外侧缘以暴露黄韧带的止点（白色虚线），这是上椎板骨性减压的范围（b）。向尾端磨除下椎板的上外侧缘，直到椎板像蛋壳一样薄，显露的硬膜轮廓即下椎板骨性减压范围（白色虚线）（c）。磨除小关节内侧（黑色虚线）时，小心不要超过小关节的 50%，暂时保留黄韧带，可以使操作更安全（d）

段（图 16.7b）。通道的每个皮肤切口都位于与目标相关的上、下颈椎棘突处。这两个入口之间的距离为 2~3 cm。置入的内镜和器械在 V 点处形成三角关系，理想的手术倾角为 20°~25°（图 16.8）。

16.7.2　椎间孔切开术和黄韧带切除术

通过磨钻显露上椎板的下外侧部分和下椎板的上外侧部分类似 PCF 手术操作（视频 16.4）。

在椎板切除术中，黄韧带可以作为神经结构的保护层。磨开 V 点周围骨质，直到黄韧带的头尾边缘暴露。术者可以透过韧带外侧边缘的一薄层来确定神经根的形状。使用可弯曲的 3 mm 磨钻将减压边界延伸到椎间孔的更外侧部分。

沿神经根进行圆周磨除后，用 1 mm 椎板咬骨钳或小刮匙切除上关节突的尖端，对神经根远端部分进行充分减压（视频 16.4）。

视频 16.4

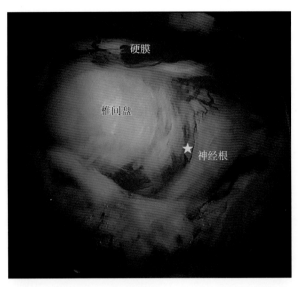

图 16.5　鉴别神经根和硬膜的一个好方法是检查神经根毛细血管的方向（黄色五角星）。这是因为它们会沿着神经根方向伴行

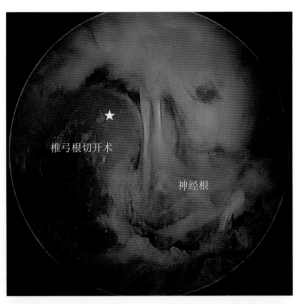

图 16.6　如果神经根减压空间不足，或需牵拉神经根，可能需要通过椎弓根切开术（五角星）获取安全空间

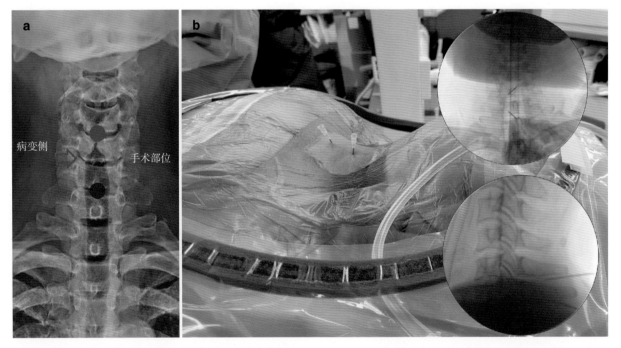

图 16.7　PCIF 的皮肤切口点体表标记位于目标水平的上、下棘突上，做观察通道（蓝色圆圈）和操作通道（红色圆圈）的两个皮肤切口，红色箭头表示靶病灶（a）。在做皮肤切口前的两通道体表位置和穿刺针的皮肤入口点，C 臂透视图像显示针指向病变部位 V 点，确定皮肤的进入点和进入角度（b）

在充分进行减压后，切除游离的黄韧带。在切除韧带时，应进行预止血。由于神经根发起位置的周围静脉丛丰富，术中止血相当麻烦，可使用小型射频电极来进行神经根起源周围的及时止血。使用射频电极进行止血时，其头端位于血管下方，可从与神经根接触处向上提起。这样的操作手法可以防止神经根灼伤。

若球型探针可在没有任何阻力的情况下通过

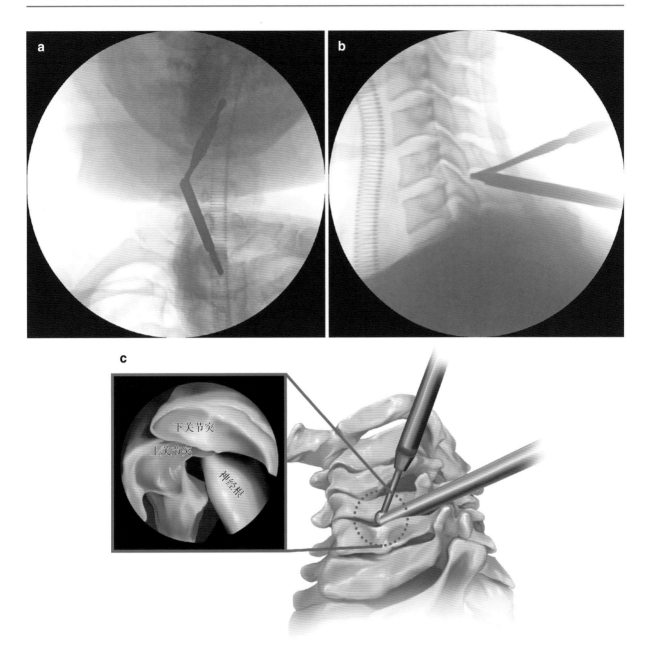

图16.8　内镜及器械构成的三角关系。内镜和器械的三角关系在 C 臂透视下的 V 点（a、b）。适当的倾斜角度为 20°~25°。示意图（c）显示了 PCIF 的手术轨迹和从右侧观察左侧神经的镜下视图（蓝色方框）

椎间孔，表明椎间孔减压充分（图 16.9）。

16.7.3　椎间盘切除术

采用印度刀或球型射频电极行纤维环切开术。此时，要注意避免损伤神经根。在椎间孔被充分切开和神经周围粘连被彻底松解后，使用探钩和髓核钳进行髓核摘除。使用内镜牵开器以获取足够的空间进行髓核摘除，并在保护神经根的同时切除骨赘（视频 16.5）。

在 PCF 或 PCIF 后，留置手术引流管，并保持 24 小时，直到自发性出血得到控制。伤口用皮下缝合线和皮肤胶带处理。手术后，建议患者戴颈托 1 周。

视频 16.5

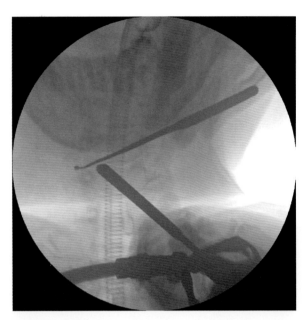

图 16.9 将球型探针通过椎间孔，验证椎间孔区是否得到了充分减压

16.8 病例展示

16.8.1 病例 1：PCF（C5~C6 右侧）

一名 38 岁女性患者，约 4 个月前出现右肩疼痛及右上肢麻木。在神经系统检查中，椎间孔挤压试验呈阳性，右侧肘关节屈曲肌力减弱（4级）伴右侧 C6 平面感觉异常。右肩 VAS 评分为 8 分。术前 MRI 和 CT 显示右侧 C5~C6 节段椎间盘突出（图 16.10a~16.10c）。

患者在全身麻醉下接受 PCF 椎间盘髓核摘除术。在充分地切开椎间孔后，医生在右侧 C6神经根腋部发现挤压的髓核，并将其摘除（图 16.10d、16.10e）。神经根的拨动全部恢复。术后影像学检查显示椎间孔减压和椎间盘切除效果理想，小关节和肌肉受到的损伤很小（图 16.10f~16.10i）。患者的疼痛和乏力都有所改善。右肩 VAS 评分由 8 分改善至 1 分。术后颈部疼痛的 VAS 评分约为 1 分。术后肌力立即恢复正常。

16.8.2 病例 2：PCIF（C3~C4、C4~C5 右侧）

60 岁男性患者，11 个月前发生右肩疼痛。

在神经系统检查中，椎间孔挤压试验呈阳性，右侧 C4、C5 皮节感觉异常，无运动无力。头痛和右肩痛 VAS 评分分别为 6 分和 7 分。术前 MRI和 CT 证明右侧 C3~C4、C4~C5 椎间孔狭窄（图16.11a~16.11d）。

在全身麻醉下进行 PCIF。神经根被充分减压后，神经根拨动全部恢复（图 16.11e、16.11f）。术后影像显示两节段椎间孔减压效果理想，关节面破坏较少（图 16.11g~16.11k）。患者的头痛和肩痛都有所改善。头痛和右肩痛的VAS 评分分别改善至 0 分和 1 分。

16.8.3 病例 3：PCIF（C5~C6 左侧）

59 岁男性患者，急性左肩疼痛伴无力。这些症状出现在 7 天前。在神经系统检查中，椎间孔挤压试验呈阳性，左侧肘部屈曲运动无力（4 级）伴左侧 C6 皮节感觉异常。左肩 VAS 评分为 9 分。选择性神经根阻滞仅有效 2 天。术前 MRI 和 CT 显示左侧 C5~C6 椎间孔狭窄（图16.12a~16.12c）。

PCIF 手术在全身麻醉下进行。在手术过程中，左侧 C6 神经根与左侧 C5 椎弓根内侧之间形成了严重的粘连，神经根被包裹并被阻挡（图16.12d）。经充分减压后，神经根的拨动全部恢复。术后影像显示左侧 C5~C6 椎间孔减压足够，小关节损伤较少（图 16.12e~16.12h）。患者的疼痛和乏力都有所改善。肩关节的 VAS 评分由 9 分变为 1 分。术后患者的肌力立即恢复正常。

16.9 并发症及其处理

16.9.1 出血

保证手术视野清晰的最重要原因，是能尽量减少手术操作过程中可能的并发症。要做到这一点，就必须控制手术过程中的出血。

减少颈椎后路出血的关键是患者的体位摆

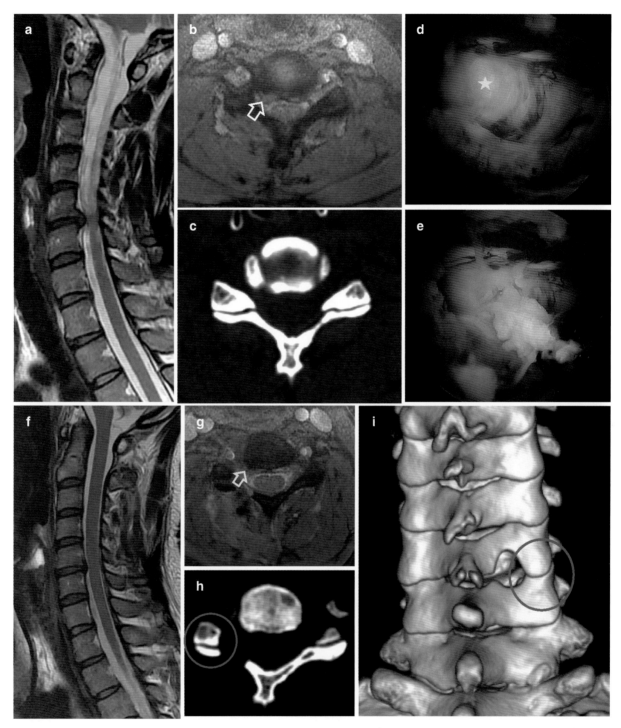

图 16.10 病例 1。术前矢状面 T2 加权 MRI 显示 C5~C6 椎间盘突出（a）。术前轴向 T2 加权 MRI（b）和轴向 CT（c）显示右侧椎间盘 C5~C6 水平突出，无小关节突膨大（白色空心箭头）。术中内镜图像显示右侧 C6 神经根腋下部分挤压的椎间盘（黄色五角星）（d）。纤维环被切开后，椎间盘髓核被挤出（e）。术后矢状面和轴向 T2 加权 MRI（f、g）显示 C5~C6 水平的椎间盘切除充分（黄色空心箭头）。CT 轴向扫描（h）和三维重建 CT 扫描（i）显示对小关节突关节的损伤较小（蓝色圆圈）

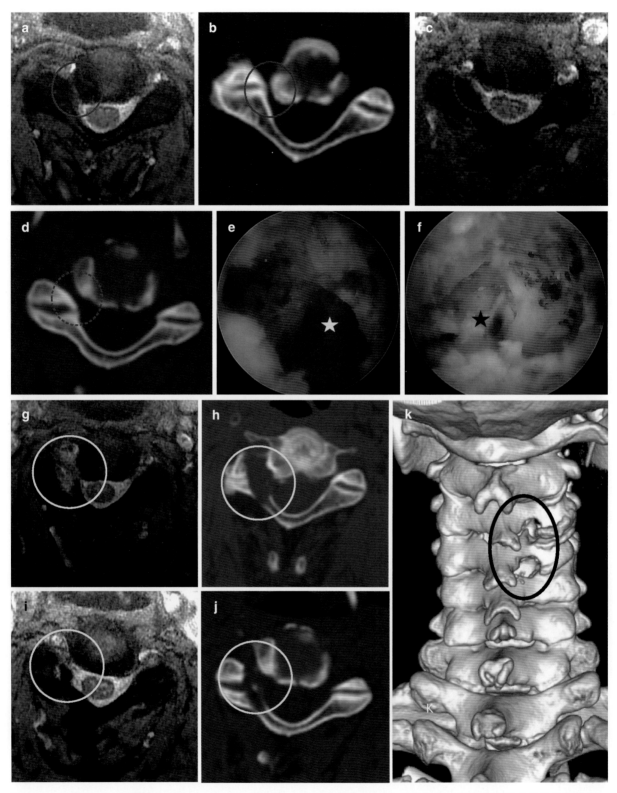

图 16.11 病例 2。术前轴向 T2 加权 MRI（a）和轴向 CT（b）显示右侧 C3~C4 水平的椎间孔狭窄伴小关节突增生（红色圆圈）。术前轴向 T2 加权 MRI（c）和轴向 CT（d）显示右侧 C4~C5 水平的椎间孔狭窄，无小关节突增生（红色虚线圈）。术中内镜下图像显示减压后的右侧 C4 神经根（黄色五角星）和 C5 神经根（蓝色五角星）（e、f）。术后轴向 T2 加权 MRI（g）和轴向 CT（h）显示 C3~C4 右侧椎间孔充分减压（黄色圆圈）。术后轴向 T2 加权 MRI（i）和轴向 CT（j）显示右侧 C4~C5 水平的椎间孔减压范围（黄色圆圈）。三维重建 CT 显示椎间孔切开部位更靠内侧，因此，背侧小关节突关节保留（黑色圆圈）较为完好（k）

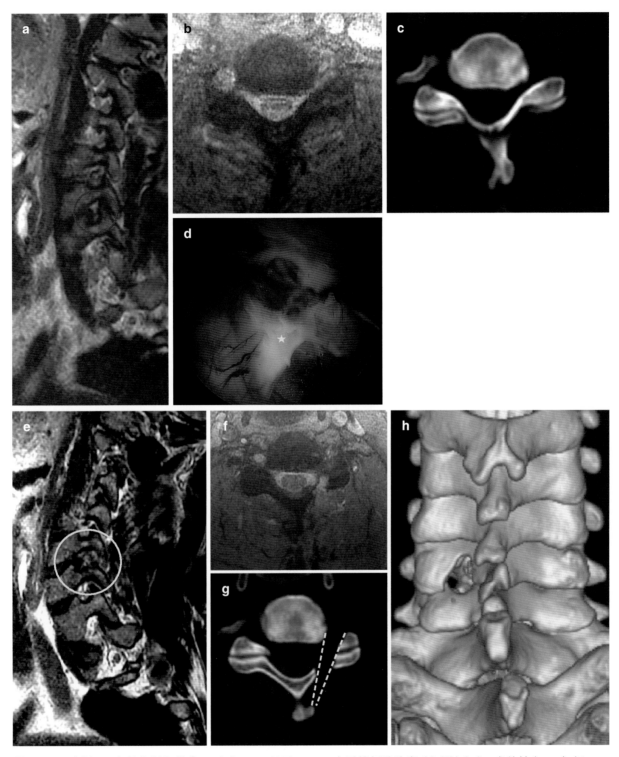

图 16.12　病例 3。术前左侧矢状位 T2 加权 MRI 显示 C5~C6 水平椎间孔狭窄（红圈）（a）。术前轴向 T2 加权 MRI（b）和轴向 CT（c）显示左侧 C5~C6 水平椎间孔狭窄，无小关节突增生（红色箭头）。术中内镜下图像显示左侧 C6 神经根与 C5 椎弓根内侧严重粘连（d）。用小号射频电极松解粘连带（黄色五角星），对神经根予以减压。术后左侧矢状位 MRI（e）显示充分扩大的左侧 C5~C6 椎间孔（黄色圆圈），轴向 MRI（f）和轴向 CT（g）显示关节突切面的倾斜方向（黄色虚线）。三维重建 CT（h）显示椎间孔切开部位更靠内侧

放。患者取背高臀低位可以减少静脉血回流，从而大大减少手术操作过程中的出血。

我们也建议通过使用金刚砂磨钻磨除椎板的方法来减少手术过程中的骨出血。磨除过程中就可以做到止血。骨蜡也可以用来止住骨面出血。

黄韧带切除后出血的主要原因是覆盖在硬膜上的硬膜外血管。用小射频热凝硬膜外血管就可以达到止血的目的。

16.9.2　硬膜撕裂

颈椎手术中的硬膜撕裂较腰椎手术少见，据报道其发生率约为 3%[9]。但是，硬膜撕裂仍然是脊柱外科医生在手术过程中最不愿遇到的并发症之一。

与传统手术不同的是，由于 UBE 的手术视野是在高倍放大下观察到的，而且持续冲洗的生理盐水产生的水压可以在手术过程中轻微压迫硬膜。因此，医生很难发现脑脊液漏。严重的硬膜撕裂应通过显微镜手术直接修复。当然，在 PCF 或 PCIF 中严重的硬膜撕裂很少发生。

PCF 和 PCIF 的硬膜撕裂多发生在开窗进行黄韧带切除的时候。因此切除黄韧带后的磨除工作应十分小心。在开窗过程中产生的骨屑或絮状物可导致视野不清。这时可以通过调整水流方向冲走周围影响物，以保证神经根附近的韧带被安全去除。同时要警惕磨钻可能造成的神经组织损伤（图 16.13）。

大部分小的硬膜撕裂可以通过应用修补材料和让患者卧床休息来解决。

16.10　手术技巧和风险

（1）要确保在骨性开窗前找到目标手术节段的 V 点。特别需要注意的是，V 点的位置是可以变化的，这取决于患者手术体位中颈部前屈固定的程度。

（2）使用磨钻磨除椎板是为了暴露黄韧带的起止点，这使得完整切除黄韧带变得很容易。分段切除黄韧带时会因为反复牵拉刺激神经根从而导致其易被损伤。

（3）硬膜外血管的止血必须时刻进行。因为神经根周围的静脉丛非常丰富，如果不能有效止血，内镜视野就会被中断，手术也将不能继续进行。

（4）PCIF 是一种在狭窄的倾斜角度下进行的手术。因此，椎板咬骨钳和神经剥离子等器械的使用可能会变得非常困难。应该提前准备好其他器械，如小号刮匙和骨凿。

（5）医生需要提前了解手术部位的解剖结构，术前也必须了解神经根的走行、突出椎间盘与神经根的位置关系以及小关节的方向。由于椎间盘突出常位于神经根的腋部，神经根通常会被挤压到头侧。这就需要一个适当的减压范围和器械操作位置。PCF 和 PCIF 对同一病变有不同的开口点，因此术前医生可以根据病变的位置提前模拟出最佳入路。

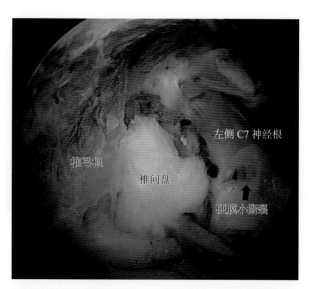

图 16.13　术中镜下图片显示为左侧 C7 神经根近端上的硬膜小撕裂（黑色箭头）。这是在开窗进行黄韧带切除后产生的

参考文献

[1] Park JH, Jun SG, Jung JT, Lee SJ. Posterior percutaneous endoscopic cervical foraminotomy and diskectomy with unilateral biportal endoscopy. Orthopedics. 2017;40(5):e779–e83.

[2] Kim HS, Wu PH, Lee YJ, Kim DH, Kim JY, Lee JH, et al. Safe route for cervical approach: partial pediculotomy, partial vertebrotomy approach for posterior endoscopic cervical foraminotomy and discectomy. World Neurosurg. 2020;140:e273–e82.

[3] Leheta F, Kazner E, Kollmannsberger A. Therapy of cervical nerve root compression syndromes. Indication, technic and results of foraminotomy. Fortschr Med. 1973;91(17):725–31.

[4] Song KS, Lee CW. The biportal endoscopic posterior cervical inclinatory foraminotomy for cervical radiculopathy: technical report and preliminary results.

[5] Kang MS, Park HJ, Hwang JH, Kim JE, Choi DJ, Chung HJ. Safety evaluation of biportal endoscopic lumbar discectomy: assessment of cervical epidural pressure during surgery. Spine (Phila Pa 1976).

[6] 2020;45(20):E1349–E56. Kim CH, Shin KH, Chung CK, Park SB, Kim JH. Changes in cervical sagittal alignment after singlelevel posterior percutaneous endoscopic cervical diskectomy. Global Spine J. 2015;5(1):31–8.

[7] Voo LM, Kumaresan S, Yoganandan N, Pintar FA, Cusick JF. Finite element analysis of cervical facetectomy. Spine (Phila Pa 1976). 1997;22(9):964–9.

[8] Zdeblick TA, Zou D, Warden KE, McCabe R, Kunz D, Vanderby R. Cervical stability after foraminotomy. A biomechanical in vitro analysis. J Bone Joint Surg Am. 1992;74(1):22–7.

[9] Yoshihara H, Yoneoka D. Incidental dural tear in cervical spine surgery: analysis of a nationwide database. J Spinal Disord Tech. 2015;28(1):19–24.

第 17 章　单侧双通道内镜下颈椎椎板切除减压术

Ji Yeon Kim, Jin Hwa Eum, and Choon Keun Park

17.1　引言

脊髓型颈椎病由颈椎退行性病变、颈椎间盘突出、颈椎后纵韧带骨化（ossification of posterior longitudinal ligament, OPLL）引起。脊髓型颈椎病通常需要手术治疗，如椎板切除减压术、椎板成形术、颈椎前路椎间盘切除融合术（anterior cervical discectomy and fusion, ACDF）、颈椎前路椎体切除术（anterior cervical corpectomy fusion, ACCF），但未应用微创技术或脊柱内镜技术[1]。然而，颈椎后路椎板成形或椎板切除内固定术是开放手术，损伤颈后肌的可能性较大[2]，且随之患者可能会发生围术期并发症甚至死亡。

因此，各种保留颈椎伸肌的微创手术方法应运而生，如选择性椎板切除术和显微内镜椎板成形术[3-5]。内镜下颈椎后路减压术无需剥离伸肌或破坏后方棘突–韧带–肌肉复合体，可预防椎板切除术后颈椎后凸。它不需要牺牲颈椎的活动节段，因此减少了额外融合的需要。Jian 等人[6]报道了 21 例患者接受颈椎后路全内镜单侧椎板切除双侧减压术，随访 1 年，临床结果良好，全部患者均未出现后凸加重或严重并发症。

UBE 已被尝试用于改进后路椎间孔切开术和椎间盘切除术，来治疗椎间孔狭窄或椎间盘突

出引起的颈椎神经根病[7,8]。随着内镜牵开器、工作套管、小号磨钻等器械的改良，UBE 系统可通过单侧椎板切开术进入双侧。因此，我们可以采用安全、精心设计的手术步骤[9]，行单侧椎板切开（椎板切除）术和双侧减压术治疗脊髓型颈椎病。

17.2　适应证和禁忌证

对于 1 个节段或 2 个节段颈椎管狭窄症的患者，可以考虑双通道内镜单侧椎板切开术（椎板切除术）和双侧减压术。

17.2.1　适应证

- 黄韧带肥厚导致的颈椎管狭窄症。
- 颈椎管狭窄症伴椎间孔狭窄。
- OPLL 所致的颈椎管狭窄症且椎管占位小于50%。

17.2.2　相对禁忌证

- 累及 3 个节段及以上的多节段颈椎管狭窄症。
- 颈椎管狭窄症伴椎间盘突出。

17.2.3　禁忌证

- 颈椎管狭窄症伴节段不稳。

- OPLL 所致的颈椎管狭窄症累及 50% 以上椎管。
- 颈椎管狭窄症伴明显椎间盘突出。
- 颈椎管狭窄症伴明显的黄韧带骨化。

对于有禁忌证的病例，可以考虑行常规的 ACDF，或颈椎后路椎板成形术、椎板切除术，而不是颈椎后路内镜下减压术。行颈椎后路内镜下减压术之后，如果存在椎间盘突出引发的持续疼痛或症状性节段不稳时，可采用 ACDF。

17.3　手术器械

受压的脊髓很容易受到伤害，即使是轻微的压力也会造成损伤。因此，几种优化的手术器械对于保证安全充分的神经减压、避免脊髓损伤必不可少。

（1）3.5 mm 和 3.0 mm 金刚砂磨钻可被用于沿黄韧带游离端打磨邻近的骨质。

（2）工作套管可维持生理盐水的正常流出，防止脊髓的水压增加。

（3）使用磨钻的过程中利用内镜牵开器可以保护周围组织。

17.4　麻醉与体位

患者在全身麻醉下，取俯卧位，在配有胸垫可透视的 Wilson 支架上接受手术。医生将无压迫海绵装置置于患者面部下方使颈部轻微屈曲。可使用皮肤胶布维持颈部轻度屈曲，无需颅骨固定。后路内镜颈椎椎间孔切开术和椎间盘切除术的手术体位也是如此。

17.5　椎板切除双侧减压术的手术步骤（视频 17.1）

行右侧入路 UBE 下 C6 椎板切除术和 C5~C7 双侧减压术治疗脊髓型颈椎病的步骤。

视频 17.1

17.5.1　建立两个通道

在增强图像下，通过 X 线透视确认病变水平，并在目标区域插入脊柱定位针。为避免内镜和手术器械之间的拥挤，我们通常需要两个入口来进行两节段颈椎后路减压手术。首先在 C5 和 C7 椎弓根的正位视图上沿椎弓根内侧缘（中线外侧约 2 cm）建立两个旁正中入口，以减压 C5~C7 节段（图 17.1）。颈椎节段棘旁肌由多层肌肉和筋膜组成，这会妨碍灌注的生理盐水流出。因此，足够的皮肤切口（约 1 cm）和平行于肌纤维方向的纵向线性皮肤切口（图 17.1）对于保持生理盐水完全流出至关重要。将逐级扩张器插入操作通道，然后沿逐级扩张器插入工作套管。

17.5.2　软组织解剖和暴露目标椎板、椎板间区

在明确识别前不慎将器械插入椎板间区可能会穿透黄韧带而损伤脊髓。根据术中 X 线确认逐级扩张器和器械的位置。此外，如果在开始软组织剥离前，器械和内镜着陆于 C6 椎板上，可能会降低脊髓受压损伤的风险。在磨骨之前，我们应该使用射频电极暴露目标椎板和椎板间区的全部（图 17.2a）。先打磨椎板（C6）头端便于器械进入相邻椎板间区对侧和上位椎板（C5）下缘（图 17.2b）。

17.5.3　同侧半椎板切除术和对侧椎板下骨磨除术

在保留内层皮质骨的情况下，使用精细磨钻磨除患侧椎板（C6）的同侧外层皮质骨和松质骨（图 17.2c）。然后，在保留棘突和对侧外层皮质骨轮廓的同时，进行对侧椎板下骨磨除术，直到暴露小关节的内侧边界（图 17.2d）。确定剩余内层皮质骨的范围及其边界后，沿双侧小关节内侧边界进一步打磨内层皮质骨（图 17.2e、

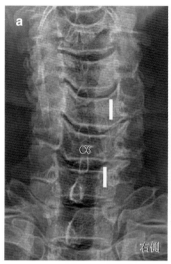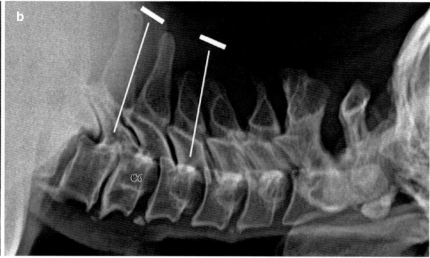

图 17.1　做两个皮肤切口行 C5~C7 节段双侧减压术。在同侧椎弓根的上节段（C5）和下节段（C7）上的两个通道足以减压相邻的两个颈椎节段。正位图（a）；侧位图（b）

17.2g）直至薄纸一般。随后，使用小号剥离子切除薄层部分（图 17.2f、17.2h）。

17.5.4　部分椎板切开将黄韧带从相邻椎板上分离

使用小号磨钻沿上椎板（C5）的下缘（图 17.2k）和下椎板（C7）的上缘（图 17.2i、17.2j）行部分椎板切开术，直到显露黄韧带近端和远端的游离缘。随后，我们使用细钩和剥离子（图 17.21、17.2m）将黄韧带在椎板切开处分离，并用 1.0 mm 椎板咬骨钳沿两侧小关节的内缘切断黄韧带（图 17.2n）。此时，整个游离瓣由 C6 内层皮质骨及其下附着的黄韧带组成。

17.5.5　神经减压术

使用内镜牵开器从同侧游离边缘掀开获取游离瓣，暴露硬膜外腔。在椎板和硬膜之间进行充分的硬膜外剥离，注意不要刺激硬膜（图 17.2o）。随后，使用细钳整块移除获取的游离瓣（图 17.2p）。使用止血剂而不是射频电极控制硬膜外出血（图 17.2q）。最后插入引流管防止术后硬膜外血肿（图 17.2r）。

17.6　单侧椎板切开术双侧减压的手术步骤（视频 17.2）

行左侧入路 UBE 下 C5 单侧椎板切开术并 C5~C6 双侧减压术治疗脊髓型颈椎病的步骤。

视频 17.2

17.6.1　打磨中线骨质和暴露双侧椎板间区

首先在软组织剥离后暴露目标椎板间区和相邻的上下椎板（图 17.3a），然后行同侧椎板切开术，打磨棘突椎板连接处和对侧椎板下骨，以完全暴露双侧椎板间区（图 17.3b、17.3c）。

17.6.2　沿椎板间区上、下缘行部分椎板切开术

使用小号内镜磨钻沿上椎板（C5）下缘（图 17.3d）和下椎板（C6）上缘（图 17.3e）行部分椎板切开术，直到暴露黄韧带近端和远端游离缘。

17.6.3　神经减压术

使用细钩和剥离子从椎板切开处和同侧小关

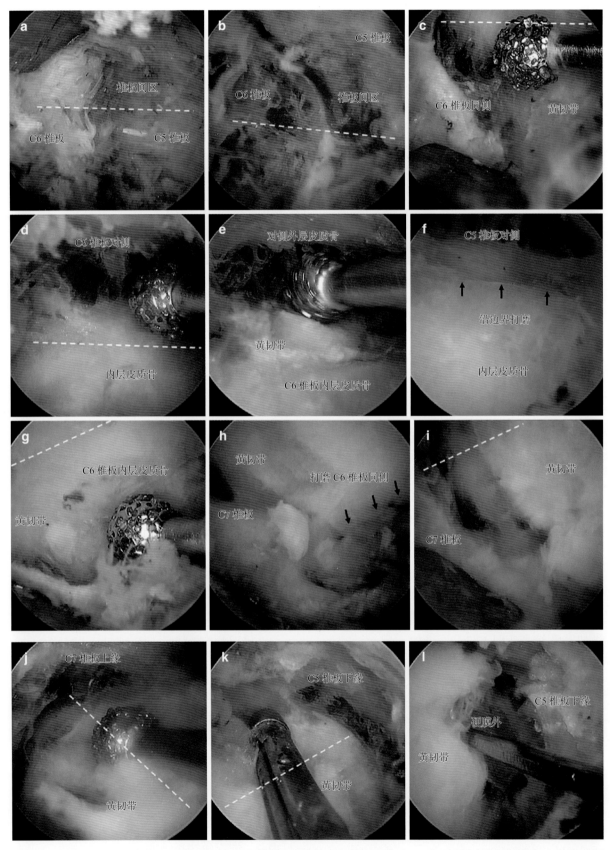

图 17.2 手术步骤的内镜视图。进行软组织解剖暴露目标椎板和椎板间区域（a、b）。同侧半椎板切除术（c）和对侧椎板下骨磨除（d）同时保留双侧内层皮质骨和对侧外层皮质骨。在对侧（e、f）和同侧（g、h）沿小关节内侧边界打磨保留的内层皮质骨，直至其和薄纸一般。沿 C5 椎板下缘（k）和 C7 椎板上缘（i、j）进行部分椎板切开术

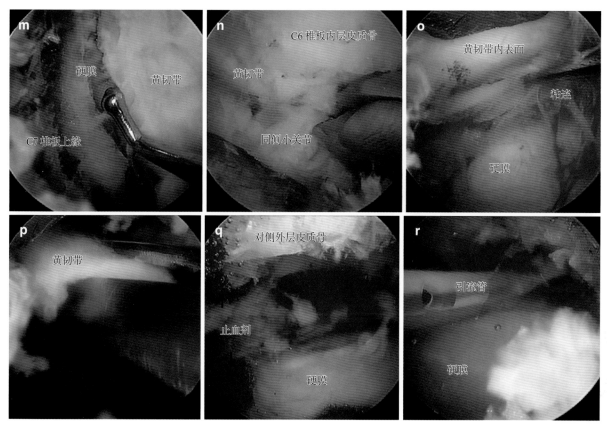

图 17.2（续） 使用细钩和剥离子从椎板切开的部位点分离黄韧带（l、m），并沿着小关节的两侧内缘分离黄韧带（n）。在充分的硬膜外分离（o）后，用髓核钳取出整块游离瓣（p）。止血后可见硬膜囊减压充分（q），然后插入引流管（r）。白色虚线：中线

节内侧边缘分离黄韧带（图 17.3f、17.3g）。用剥离子将游离的韧带从同侧缘抬高。随后，用细钳整块切除黄韧带（图 17.3h）。最后，受压的硬膜囊充分扩张，就可以观察到对侧小关节内缘（图 17.3i）。

17.7　病例展示

17.7.1　病例 1

88 岁女性患者，无明显诱因下出现四肢无力并逐步加重。术前 MRI 和 CT 显示 C5~C7 节段颈椎中央椎管狭窄导致脊髓受压，继发于黄韧带肥大和 C5~C6 节段椎间盘突出钙化。术前 X 线未见明确的节段不稳（图 17.4）。我们通过右侧入路行 UBE 下 C6 椎板切除术，并对 C5~C6 和 C6~C7 节段进行双侧减压（视频 17.1）。术

后 T2 加权 MRI 显示硬膜囊减压充分，双侧小关节保存良好。取出的标本包括 C6 内层皮质骨和上、下附着的黄韧带（图 17.4）。术后患者症状逐渐好转。

17.7.2　病例 2

45 岁男性患者，主诉"双侧手臂和下肢根性疼痛"，下肢感觉和运动能力逐渐减弱。术前 MRI 和 CT 显示颈椎中央椎管狭窄伴椎间盘突出压迫 C5~C7 节段脊髓。术前 X 线未发现节段不稳（图 17.5）。我们通过左侧入路对 C5~C6 行 UBE 下单侧 C5 椎板切开术并进行双侧减压（视频 17.2）。在 C6~C7 节段进行了相同的手术。术后 T2 加权 MRI 显示硬膜囊减压充分，双侧小关节保存完好（图 17.5）。术后神经功能障碍及根性疼痛症状明显改善。

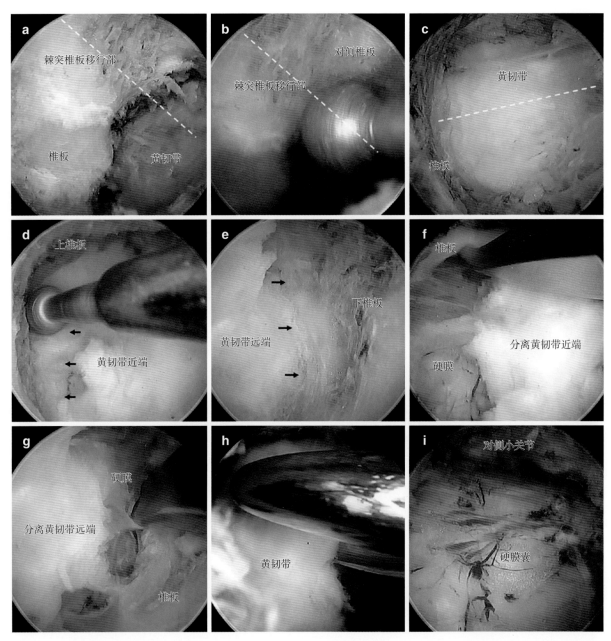

图 17.3 手术步骤的内镜视图。解剖软组织和暴露目标椎板与椎板间区域（a）。打磨棘突椎板移行部并行双侧椎板切开术（b）。完全暴露两侧椎板间区域（c）。沿上椎板下缘（d）和下椎板上缘（e）行部分椎板切开术。从上、下椎板切开处分离黄韧带（f、g），整块移除分离的黄韧带（h）。在小关节的两侧内缘可以看到硬膜囊得到充分减压（i）

17.8 并发症及其处理

受压的脊髓很脆弱，即使是器械轻微的压力也会造成损伤。术中电生理监测可能是预防医源性硬膜损伤的一个很好的选择。持续使用生理盐水灌洗可增加硬膜外压力，引起神经损伤或椎管内损伤[10]。我们应该使用工作套管保持生理盐水流出通畅，并对其密切监测。此外，生理盐水灌注压力应保持在 30 mmHg 以下。插入引流管防止术后硬膜外血肿，引流袋负压维持约 2 天。在黄韧带上方打磨骨质是部分椎板切开的关键技术。然而，如果我们在游离的黄韧带附近打磨椎板，高速钻头会在 1 秒内同时卷起黄韧带和硬膜（图 17.6a、17.6b）。这可能会造成相当大

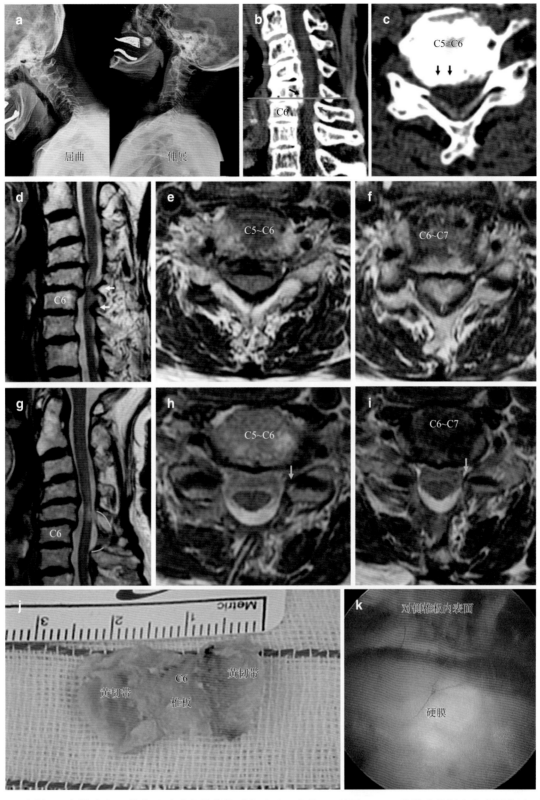

图 17.4　病例 1。术前动态 X 线未显示明确的节段不稳（a）。术前 CT 显示 C5~C6 节段有椎间盘突出钙化（b 和 c，黑色箭头）和 C6 椎板腹侧（b，红色箭头）之间的椎管狭窄。术前 MRI 显示 C5~C7 节段颈椎黄韧带肥厚导致中央椎管狭窄，压迫脊髓（d~f，白色箭头）。术后 T2 加权 MRI 显示硬膜囊充分减压，双侧小关节（g~i）保存良好。可以看到对侧椎板下骨磨除轨迹是从中线（g，黄色曲线）到对侧小关节内缘（h、i，黄色箭头）。取出的标本包括 C6 内层皮质骨和上、下附着的黄韧带（j）。术中图像显示硬膜囊得到完全减压（k）

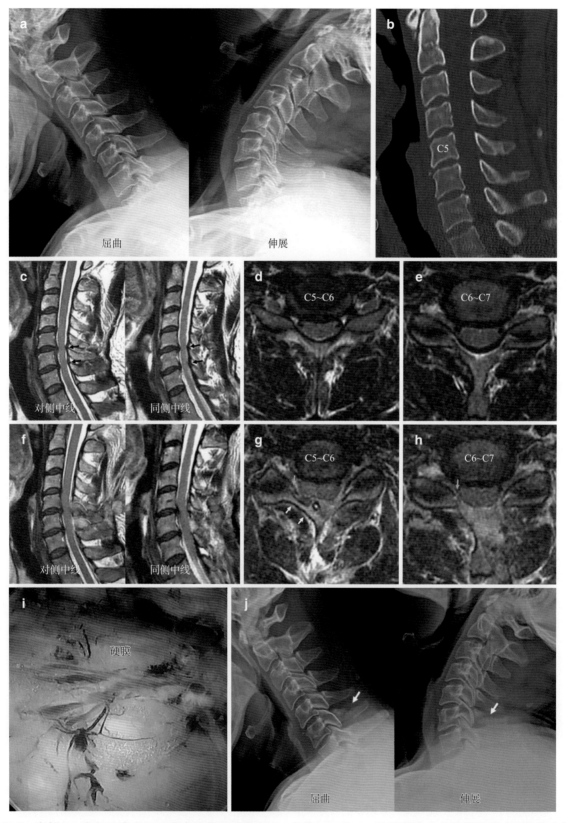

图 17.5　病例 2。动态 X 线未显示明确的节段不稳（a）。术前 MRI 和 CT 显示颈椎中央椎管狭窄（黑色箭头），C5~C7 节段椎间盘突出（b~e）。术后 MRI 显示双侧硬膜得到完全减压（f~h）。可以看到对侧椎板下骨磨除轨迹从中线（f，黄色弧线）到对侧小关节的内缘（g、h，黄色箭头），同时保留对侧外层皮质骨（g，白色箭头）。术中视图显示硬膜囊减压充分（i）。术后 X 线显示迟发性棘突骨折（j，白色箭头）；但患者并未出现颈部机械性疼痛

的硬膜撕裂和严重的脊髓损伤。如果手术中偶然发生硬膜撕裂，可使用纤维蛋白密封胶补片或免缝合的非穿透性夹进行修复 [11,12]。如果初期硬膜修复失败，内镜手术应转变为开放显微镜手术，以成功地将硬膜修复。在硬膜外血管上大量使用射频电极可能会导致脊髓损伤，我们推荐使用泡沫止血剂来治疗弥漫性和多灶性硬膜外出血（图17.6c、17.6d）。

17.9　手术技巧和风险

受压的脊髓很脆弱，即使是器械轻微的压力也会造成损伤。在黄韧带分离前，在硬膜和黄韧带之间插入器械可能会压迫脆弱的脊髓，导致脊髓损伤。因此，围绕肥厚的黄韧带进行充分的骨打磨对于神经减压的安全性至关重要。

黄韧带可保护硬膜和脊髓，使其免受磨钻、

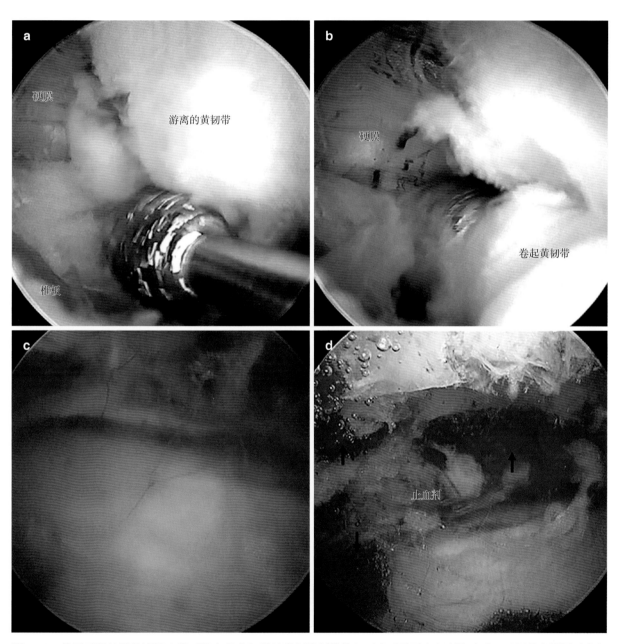

图 17.6　使用无保护鞘的磨钻在靠近游离的黄韧带处进行椎板椎体切开术时需要小心磨除（a）。运行的磨钻同时卷起黄韧带和硬膜（b）。由于弥漫性多灶性出血，内镜视野变得模糊（c）。使用泡沫止血剂后，内镜视野恢复清晰（d）

水压和射频电极带来的损伤。因此，必须在完成骨磨除后将黄韧带整块去除，这是安全进行颈椎后路减压手术的关键技术。

对于 UBE 手术，我们建议使用直径 3.0 mm 或 3.5 mm 的防水金刚砂磨钻，不建议使用切割式磨钻。切割式磨钻在紧临黄韧带上方进行椎板切开术有很高的硬膜损伤风险，并且在黄韧带分离前增加了椎板咬骨钳的使用（以去除骨质）。在肥厚的黄韧带上方咬除椎板可能导致脆弱的脊髓进一步受压。

弥漫性出血导致内镜视野模糊，因此限制了在贴近黄韧带的上方进行骨磨除。使用骨蜡和射频电极进行细致的骨面止血是非常必要的，以便于医生在狭窄的操作空间中进行精巧而熟练的器械操作。

屈曲颈位使相邻椎板之间的操作空间更宽，以便于器械进入对侧，可保证磨除棘突椎板移行部的骨量最少。

对于习惯传统开放入路的外科医生来说，行颈椎后路内镜减压术治疗脊髓型颈椎病的一些局限性包括：内镜技术的学习曲线非常陡峭，直接术野有限，操作通道狭小。

参考文献

[1] Heary RF, Mac Dowall A, Agarwal N. Cervical spondylotic myelopathy: a two decade experience. J Spinal Cord Med. 2018;42(4):1–9.

[2] Hosono N, Yonenobu K, Ono K. Neck and shoulder pain after laminoplasty. A noticeable complication. Spine (Phila Pa 1976). 1996;21(17):1969–73.

[3] Shiraishi T, Kato M, Yato Y, Ueda S, Aoyama R, Yamane J, et al. New techniques for exposure of posterior cervical spine through intermuscular planes and their surgical application. Spine (Phila Pa 1976). 2012;37(5): E286–E96.

[4] Lee BJ, Park JH, Jeon SR, Roh SW, Rhim SC, Jung SK. Posterior cervical muscle-preserving interspinous process approach and decompression: more minimally invasive and modifed Shiraishi's selective laminectomy. World Neurosurg. 2020;133:e412–e20.

[5] Zhang C, Li D, Wang C, Yan X. Cervical endoscopic laminoplasty for cervical myelopathy. Spine (Phila Pa 1976). 2016;41(Suppl 19):B44–B51.

[6] Shen J, Telfeian AE, Shaaya E, Oyelese A, Fridley J, Gokaslan ZL. Full endoscopic cervical spine surgery. J Spine Surg. 2020;6(2):383–90.

[7] Park JH, Jun SG, Jung JT, Lee SJ. Posterior percutaneous endoscopic cervical foraminotomy and diskectomy with unilateral biportal endoscopy. Orthopedics. 2017;40(5):e779–e83.

[8] Song KS, Lee CW. The Biportal endoscopic posterior cervical inclinatory foraminotomy for cervical radiculopathy: technical report and preliminary results. Neurospine. 2020;17(Suppl 1):S145–S53.

[9] Kim J, Heo DH, Lee DC, Chung HT. Biportal endoscopic unilateral laminotomy with bilateral decompression for the treatment of cervical spondylotic myelopathy. Acta Neurochir. 2021;163(9):2537–43.

[10] Hwa Eum J, Hwa Heo D, Son SK, Park CK. Percutaneous biportal endoscopic decompression for lumbar spinal stenosis: a technical note and preliminary clinical results. J Neurosurg Spine. 2016;24(4):602–7.

[11] Heo DH, Ha JS, Lee DC, Kim HS, Chung HJ. Repair of incidental durotomy using sutureless nonpenetrating clips via biportal endoscopic surgery. Global Spine J. 2020.: 2192568220956606; https://doi. org/10.1177/2192568220956606.

[12] Heo DH, Hong YH, Lee DC, Chung HJ, Park CK. Technique of biportal endoscopic transforaminal lumbar interbody fusion. Neurospine. 2020;17(Suppl 1):S129–S37.

第18章 单侧双通道内镜下胸椎单侧椎板切除双侧减压术

Man Kyu Park, Sang Kyu Son, and Seung Hyun Choi

18.1 引言

常规胸椎椎板切除术仍然是胸椎管狭窄症或黄韧带骨化等胸椎疾病的标准外科手术方式[1-3]。因为该术式需要切除后方的骨性和肌肉韧带结构[3]，所以，为了预防医源性椎体不稳往往需要进行融合手术。然而，融合手术又会导致胸背痛和相应的并发症[2,4]。

UBE 是一种脊柱微创内镜手术方式，目前被应用于治疗颈椎、胸椎、腰椎的退行性疾病[5-7]。脊柱外科医生已将单侧椎板切开双侧减压的理念成功应用于腰椎管狭窄症的手术治疗[8]。目前 UBE 下 ULBD 开始被应用于胸椎管狭窄症和黄韧带骨化的治疗。

UBE 下胸椎 ULBD 通过保留对侧的关节突关节、椎板和肌肉韧带结构，来降低术后椎体不稳和胸背痛的发生率。该技术的主要优势是通过生理盐水的持续冲洗，在内镜下获得清晰放大的手术视野。而且，外科器械和内镜的独立活动可以做到尽量小的关节突侵犯而使医生获得充分的手术视野。这有助于实现脊髓完全减压和神经功能充分改善，从而避免常规胸椎椎板切除术相关并发症的发生。

在本章，我们将讨论 UBE 下胸椎 ULBD 的适应证、外科技术和手术技巧。我们也将着重强调特定的解剖学标志和并发症的避免。

18.2 适应证和禁忌证

脊柱外科医生有必要掌握胸椎 UBE 下 ULBD 的适应证和禁忌证，从而使患者获得更好的临床疗效。

18.2.1 适应证

- 胸椎管狭窄症。
- 黄韧带骨化。
- 关节突囊肿。

18.2.2 禁忌证

- 中央型椎间盘突出。
- 脊柱肿瘤。
- 血管畸形。
- 脊柱不稳。
- 重度畸形。
- 考虑到安全性和技术难度，UBE 初学者应该排除融合型黄韧带骨化、严重硬膜骨化和严重胸椎管狭窄症再实施手术。

18.3　特殊器械

应用于 UBE 下胸椎 ULBD 的手术器械和其他 UBE 手术类似。需要强调的器械是金刚砂磨钻和 1 mm 椎板咬骨钳。

18.4　麻醉方式和体位

接受全身麻醉和术中电生理监护后，患者取俯卧位，避免腹部受压。腹部受压会引起静脉回流受阻而使硬膜外静脉丛充血。过多的术中出血会导致射频电极的过度应用而损伤脊髓。通常，右利手医生倾向于选择左侧入路。对于右利手医生，左侧通道为观察通道，右侧通道为操作通道。助手站在术者的对侧把持半套管。

18.5　手术步骤

18.5.1　体表标记和创建通道

应用 C 臂透视确定手术节段。胸椎手术最

常见的失误之一是手术节段的错误，因此定位时与术前图像进行比较非常重要。应用 C 臂正侧位透视确定头侧椎板的下半部分为着陆点。两个切口约相距 2.5 cm，中心位于头侧椎板的下方，并在远近端椎弓根中线上（图 18.1a）。对于肥胖患者，两个切口应该距离更宽，且离中线更偏外侧。在 C 臂透视下，在操作通道插入逐级扩张器，在观察通道插入内镜鞘管，扩张器尖端和内镜鞘管成三角关系并汇合至着陆点表面。通道的位置需要 C 臂正侧位透视来确认。插入剥离子，到达头侧椎板下缘和棘突根部剥离肌肉。在各自通道置入内镜和半套管后，在透视的引导下建立初级操作空间（图 18.1b）。应用半套管可以维持生理盐水水流通畅并且拉开椎旁肌。因为胸脊髓对水压更敏感，所以仔细放置半套管拉钩而使生理盐水水流通畅是非常重要的。

18.5.2　骨处理（视频 18.1）

确定两个通道位置正确后，应用射频电极剥离软组织从而显

视频 18.1

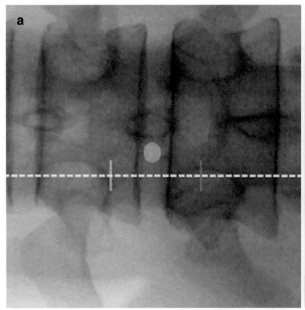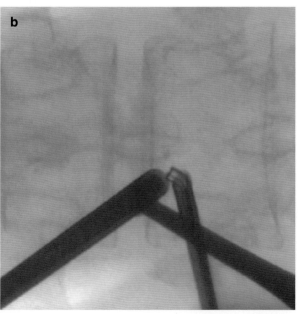

图 18.1　透视正位片的皮肤切口和着陆点。着陆点（白圈）在头侧椎板的下部。两个皮肤切口（操作通道：蓝线；观察通道：白线）间隔约 2.5 cm，中心位于近端和远端椎弓根中线的椎板下部（虚线）（a）。在透视的引导下建立初级操作空间（b）

露头侧椎板、棘突根部和椎板间隙的解剖结构（图 18.2a）。随后，去除头侧椎板的外侧皮质以暴露松质骨，并用球型磨钻去除头侧椎板至黄韧带（图 18.2b）。注意不要用磨钻或椎板咬骨钳挤压黄韧带。切除棘突基底部，尤其是在对侧减压时（图 18.2c）能为骨处理建立安全的空间。切除棘突基底部的目的是在对侧减压时减少内镜或手术器械对脊髓的压迫（图 18.3）。在此之后，识别出黄韧带的中线间隙，即中线定位的解剖标志（图 18.2d）。根据这一标志，可以通过在棘突深面从同侧到对侧、从头侧到尾侧去除棘突基底部来评估骨处理的范围。切除头侧椎板直至显露黄韧带的附着点（图 18.2e）。一旦磨钻接触脊髓，会给患者带来严重的并发症，因此，为了避免 UBE 下胸椎 ULBD 手术造成神经根损伤，在骨处理完成之前，要保留黄韧带以保护神经根。在保留黄韧带的同时，待椎板切除宽度足够手术节段两侧的减压后，再切除部分关节突关节的内侧部分（图 18.2f）。需要切除的椎板外侧端与关节突关节的内侧部分重叠，应尽可能地保留关节突关节的内侧部分以维持椎体稳定。

18.5.3　去除黄韧带（视频 18.2）

视频 18.2

骨处理完成后，使用神经剥离子和髓核钳将黄韧带浅层从尾侧椎板后表面分离（图 18.4a）。随后，上关节突内侧缘和尾侧椎板的交界处显露出被认定为外侧减压成功的标志（图 18.4b）。单用椎板咬骨钳有可能压迫损伤骨质下方的脊髓（图 18.4c、18.4d），所以在移除上关节突内侧和尾侧椎板上部结构之前，先用磨钻磨薄这些结构。当磨薄这些结构后，应用 1 mm 椎板咬骨钳或神经剥离子部分去除尾侧椎板，并继续去除上关节突内侧缘直到深层黄韧带的尾端显露（图 18.4e、18.4f）。在黄韧带头端周围的脊髓压迫通常并不严重，部分剥离黄韧带尾侧后再松解黄韧带的头

侧部分即可（图 18.4g）。UBE 技术使得整块去除深层的黄韧带成为可能。应该注意的是，在去除黄韧带的过程中，在黄韧带和硬膜之间通常会产生粘连，可能在黄韧带的深面形成一层组织。

去除对侧黄韧带的方法与上述方法相同（图 18.4h~18.4l）。由于黄韧带近侧附着点有丰富的硬膜外血管，在切除对侧黄韧带之前，应用射频电极预止血有利于控制出血（图 18.4k）。在切除对侧的黄韧带时，医生应当注意防止用手术器械（如椎板咬骨钳）挤压脊髓。为了做到这一点，棘突基底部应被充分去除，并使用磨钻将尾侧椎板和上关节突的内侧尽量磨薄（图 18.3）。去除残余的上关节突内侧，直到确认硬膜囊的外侧缘，这很容易通过硬膜外脂肪组织来识别（图 18.4m）。减压范围的侧方是椎弓根的内侧缘和硬膜的外侧缘。减压范围的终点是脊髓，可在内镜下确认（图 18.4n）。

18.5.4　去除骨化的黄韧带（视频 18.3 和 18.4）

视频 18.3

视频 18.4

骨化黄韧带的去除步骤可以总结为磨薄、分离、去除。在去除非骨化的黄韧带后，可以识别深层骨化的黄韧带（图 18.5a）。通常情况下，骨化黄韧带厚而硬，用椎板咬骨钳将其切除是困难且危险的。由于胸段脊髓对压迫特别敏感，应谨慎切除骨化的黄韧带，以免对脊髓造成意外压迫。骨化的黄韧带显露后，使用磨钻将其磨成薄而半透明的状态（图 18.5b）。直到磨削结束，变薄的骨化黄韧带应保持稳定，因为它可以保护脊髓免受磨钻钻头的损伤。使用神经剥离子将变薄的骨化黄韧带从硬膜囊表面分离，并使用小号髓核钳或 1 mm 椎板咬骨钳将其逐片轻轻去除（图 18.5c）。如果由于严重粘连或硬膜骨化而导致骨化黄韧带的去除失败，则应保留骨化的黄韧带，这被称为漂浮法。硬膜撕裂会引起并发症增加，并发症将在后文详

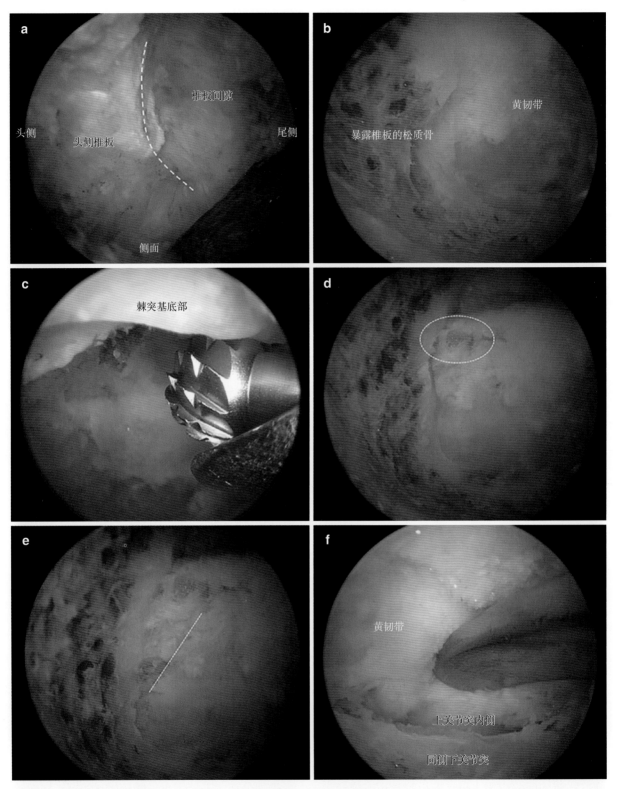

图 18.2 按顺序进行骨处理的内镜下图像。首先观察到的解剖结构是头侧椎板的下缘（虚线）和椎板间隙（a）。去除头侧椎板的外侧皮质以暴露松质骨，并用球型磨钻去除头侧椎板至黄韧带（b）。切除棘突基底部，尤其是在对侧减压时能为骨处理建立安全的空间（c）。中线定位的解剖标志即黄韧带中线的间隙（白色圆圈）（d）。头侧骨处理的解剖标志，虚线表示同侧黄韧带的头端（e）。侧方骨处理的解剖标志，椎板切除的外侧与关节突关节内侧部分重叠（f）

细介绍。最后，镜下可见自由拨动的硬膜，标志
着神经得到充分减压。

18.5.5　术后引流

完全减压后，通常通过操作通道放置
Jackson-Pratt 负压引流管（100 ml），以防止术后

血肿。如果该引流管插入过深，其尖端可能会导
致脊髓损伤。

18.5.6　术后护理

患者可在手术后第 1 天下床走动并出院。如
果患者有硬膜撕裂需要卧床休息，医生可使用

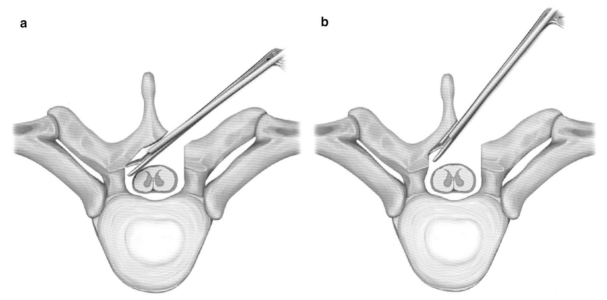

图 18.3　UBE 下胸椎 ULBD 的安全手术空间。在对侧减压过程中，如果未充分切除棘突基底部，手术器械有可能损伤脊髓（a）。特别是在对侧减压的过程中，需要切除棘突基底部为对侧骨处理留出安全空间（b）

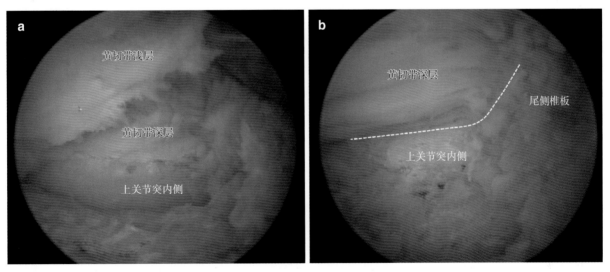

图 18.4　按步骤去除黄韧带的内镜下图像。剥离黄韧带浅层（a）。显露同侧的尾侧椎板上部和上关节突内侧边缘（白色虚线）（b）

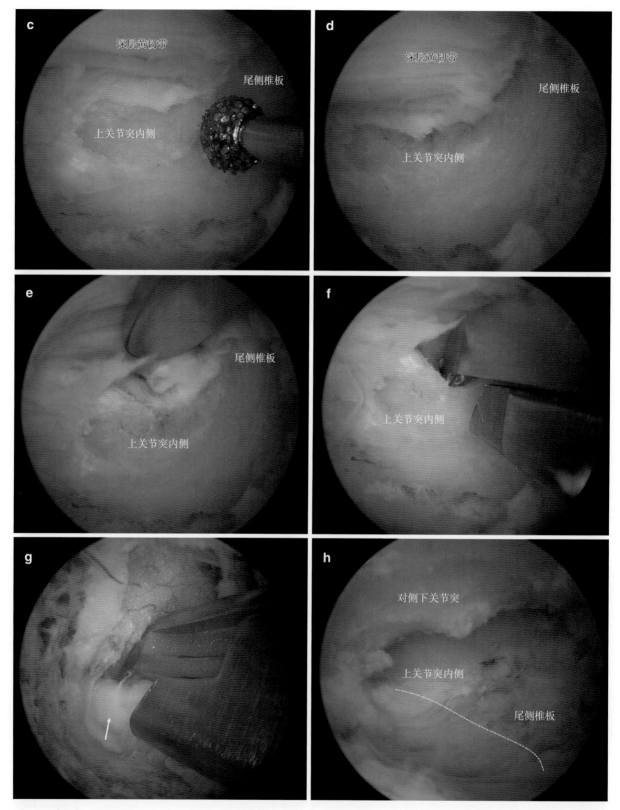

图 18.4（续） 用磨钻磨薄上关节突内侧和尾侧椎板上部（c、d）。磨薄后，用神经剥离子或 1 mm 的椎板咬骨钳部分去除尾侧椎板，并继续去除上关节突内侧缘直到深层黄韧带的尾端显露（e、f）。黄韧带头侧周围的脊髓受压通常不严重，剥离黄韧带的尾侧（g）后，松解黄韧带的头侧（白色箭头）。显露对侧的尾侧椎板的上部和上关节突的内侧缘（白色虚线）（h）

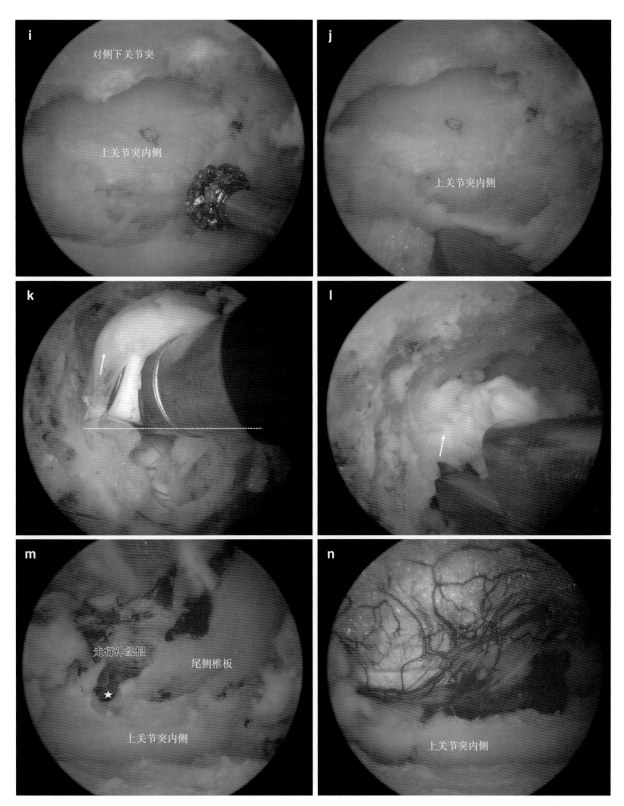

图 18.4（续） 用金刚砂磨钻磨薄上关节突内侧和尾侧椎板上部（i）。切除上关节突内侧和尾侧椎板上部（j）。在黄韧带头侧进行止血（白色箭头），虚线表示中线（k）。剥离黄韧带的头侧部分（白色箭头）（l）。去除上关节突内侧的残余部分，直至确认硬膜囊外侧缘，通过硬膜外脂肪组织很容易识别（五角星）（m）。确认已完全减压（n）

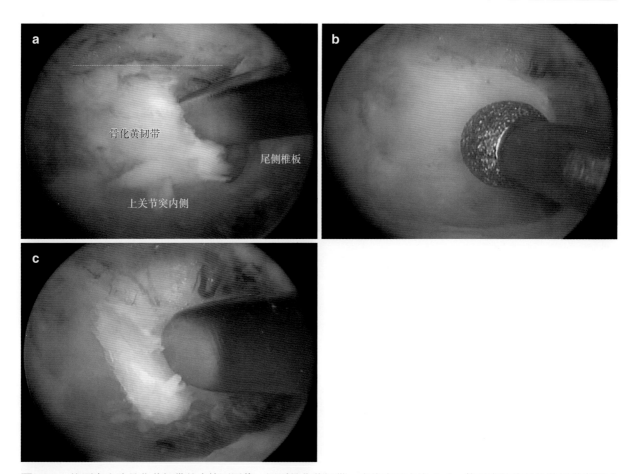

图 18.5 按顺序去除骨化黄韧带的内镜下图像。识别骨化黄韧带，虚线表示中线（a）。使用磨钻将骨化黄韧带磨削成薄且半透明的状态（b）。变薄的骨化黄韧带可以使用神经剥离子与硬膜囊分离（c）

腰椎引流管并建议患者卧床休息 5~7 天。术后 2 天应进行 MRI 检查，以检查术后可能的硬膜外血肿和减压程度。

18.6 病例展示

18.6.1 病例 1：胸椎管狭窄症

患者女性，73 岁，由于 T11~T12 胸椎管狭窄症所致脊髓压迫引起了双下肢神经症状，持续 12 个月。保守治疗 2 个月后，患者症状没有改善，反而加重。MRI 显示 T11~T12 水平胸椎管狭窄（图 18.6a、18.6b）。脊髓在 T11~T12 处被双侧增厚的黄韧带压迫。术后 MRI 显示在 T11~T12 水平脊髓得到充分减压（图 18.6c、

18.6d），患者症状明显改善。术后随访患者未出现痉挛性截瘫症状。

18.6.2 病例 2：黄韧带骨化症

患者男性，61 岁，有 9 个月的痉挛性截瘫病史。术前的 MRI（图 18.7a、18.7b）和 CT（图 18.7c）显示，在 T9~T10 水平双侧黄韧带骨化压迫脊髓。行 T9~T10 水平左侧入路 UBE 下 ULBD 手术。移除骨化的黄韧带并对硬膜囊进行彻底减压。术后 MRI（图 18.7d、18.7e）和 CT 扫描（图 18.7f）显示硬膜囊得到彻底减压。术后 6 个月随访，患者双下肢肌力恢复到 5 级，并且能够长距离行走。

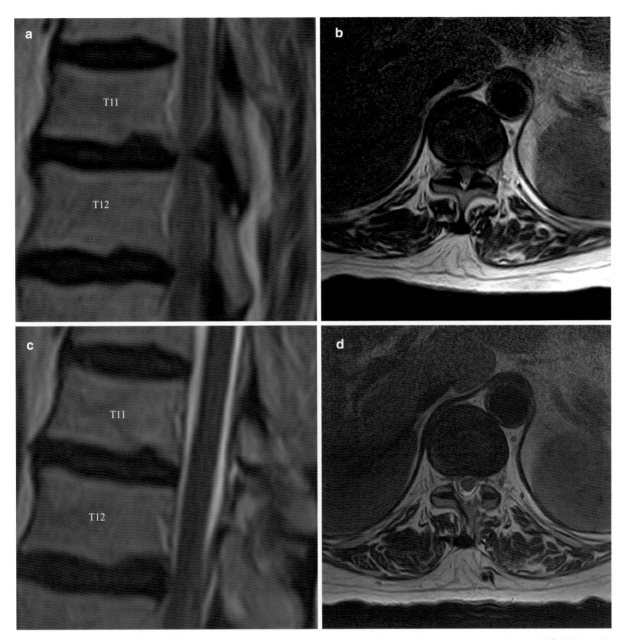

图 18.6　病例 1。术前 MRI 显示胸椎管狭窄症伴有 T11~T12 水平的双侧黄韧带肥厚（a 为矢状位；b 为横断位）。术后 T2 加权 MRI 显示椎管得到充分减压和关节突关节受到最小侵犯（c 为矢状位；d 为横断位）

18.7　并发症及其处理

18.7.1　硬膜撕裂（视频 18.5）

小面积的硬膜撕裂可用纤维蛋白补片仔细填塞来处理，并嘱患者卧床休息 5~7 天。当硬膜撕裂发生时，Jackson-Pratt 负压引流

视频 18.5

管是禁止使用的，如果使用了应该尽早移除，因为这样可以保持硬膜撕裂处的通畅。然而，如果硬膜撕裂的大小大于 10 mm，则应直接通过硬膜缝合或转为显微镜手术来修复硬膜。

18.7.2　脊髓损伤

无论如何，医生应该仔细操作避免脊髓受到

损伤。由于胸脊髓对压迫特别敏感，应在不压迫脊髓的情况下进行脊髓减压。为了避免骨处理过程中的脊髓损伤，可以保留黄韧带，直至骨处理完成。此外，充分去除棘突基底部并使用金刚砂磨钻磨薄骨结构或骨化的黄韧带是非常重要的。如果骨化的黄韧带由于严重粘连或硬膜骨化而难以取出，应用漂浮法处理骨化的黄韧带是相对安全的。在神经结构附近应用射频电极操作时医生需要非常小心，且应使用低功率射频电极。

18.7.3 术后血肿

减压后，医生应认真地用骨蜡涂抹骨面止血，用钩状射频电极电凝硬膜外静脉以止血，在硬膜外间隙出血部位放置可溶性止血纱布（Woundclot）或明胶海绵。为防止术后硬膜外血肿，建议将 Jackson-Pratt 负压引流管（100 ml）在操作通道内放置 1~2 天。

18.8 手术技巧和风险

胸椎的解剖结构不同于颈椎和腰椎。胸椎椎管较小，椎板短、厚、宽且相互重叠。由于胸段脊髓对压迫的耐受性较差，并且手术空间有限[9]，手术器械过度压迫脊髓可能导致脊髓损伤[4]。因此，确保安全手术的空间至关重要。在进行 UBE 下胸椎 ULBD 时，外科医生可以通过切除棘突基底部而保留后部骨和肌肉韧带结构来获得足够的空间。

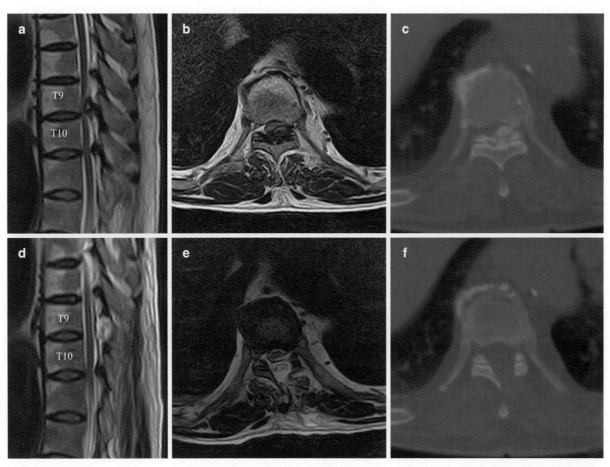

图 18.7 病例 2。术前 MRI 和 CT 显示双侧黄韧带骨化，压迫 T9~T10 水平的脊髓。（a 为矢状位 MRI；b 为横断位 MRI；c 为横断位 CT）术后 T2 加权 MRI 显示双侧骨化黄韧带减压良好（d 为矢状位 MRI；e 为横断位 MRI；f 为横断位 CT）

　　虽然 UBE 在近年来得到了广泛普及，但在胸椎手术中采用 UBE 技术仍然具有挑战性。因此，只有当外科医生通过 UBE 行腰椎减压术积累了足够经验时，才可通过 UBE 进行胸椎 ULBD。这确保了外科医生熟悉内镜的移动和手术器械的操作，以及熟练保持生理盐水水流通畅。外科医生必须牢记 UBE 下胸椎 ULBD 的解剖标志和以下手术技巧，以尽量减少潜在的并发症。

　　（1）对于肥胖患者，建议采用更外侧的切口。

　　（2）与腰椎手术相比，需要更加注意维持出水的半套管的放置，因为脊髓水平的出水不畅很有可能增加颅内压并导致脊髓损伤。

　　（3）金刚砂磨钻、小号的椎板咬骨钳和钩状的射频电极是非常有价值的工具。

　　（4）依据黄韧带的中线，通过从同侧到对侧，从头侧到尾侧切除棘突基底部完成减压范围的骨处理，此过程应完全在棘突深部操作。

　　（5）移除头侧的椎板，直到暴露黄韧带的头侧附着处，上关节突的内侧缘和尾侧椎板之间的连接处被确定为外侧减压的标志。

　　（6）在进行对侧减压时，应特别注意不要用外科器械（如椎板咬骨钳）压迫脊髓。重要的是要充分去除棘突的基底部，并使用磨钻磨薄骨结构。

　　（7）由于使用椎板咬骨钳去除骨化的黄韧带是非常危险的，因此需要使用金刚砂磨钻将骨化的黄韧带磨成薄而半透明的状态。

　　（8）由于病理生理学原因，骨化的黄韧带可以导致硬膜骨化，这是 UBE 技术面临的挑战。如果在术前影像学图像中检查到硬膜骨化的征象，我们建议使用薄化和漂浮技术。骨化的黄韧带漂浮后，应使用纤维蛋白补片完全密封硬膜裂口。

　　（9）考虑到安全性和技术困难，初学 UBE 的外科医生应排除融合型骨化黄韧带或严重胸椎管狭窄症的患者，因为这些情况可能带来更严重的临床表现和不良预后。

参考文献

[1] Liao CC, Chen TY, Jung SM, Chen LR. Surgical experience with symptomatic thoracic ossification of the ligamentum flavum. J Neurosurg Spine. 2005;2(1):34–9.

[2] Okada K, Oka S, Tohge K, Ono K, Yonenobu K, Hosoya T. Thoracic myelopathy caused by ossification of the ligamentum flavum. Clinicopathologic study and surgical treatment. Spine (Phila Pa 1976). 1991;16(3):280–7.

[3] Palumbo MA, Hilibrand AS, Hart RA, Bohlman HH. Surgical treatment of thoracic spinal stenosis: a 2- to 9-year follow-up. Spine (Phila Pa 1976). 2001;26(5):558–66.

[4] Yang Z, Xue Y, Zhang C, Dai Q, Zhou H. Surgical treatment of ossification of the ligamentum flavum associated with dural ossification in the thoracic spine. J Clin Neurosci. 2013;20(2):212–6.

[5] Heo DH, Lee N, Park CW, Kim HS, Chung HJ. Endoscopic unilateral laminotomy with bilateral discectomy using biportal endoscopic approach: technical report and preliminary clinical results. World Neurosurg. 2020;137:31–7.

[6] Park MK, Park SA, Son SK, Park WW, Choi SH. Clinical and radiological outcomes of unilateral biportal endoscopic lumbar interbody fusion (ULIF) compared with conventional posterior lumbar interbody fusion (PLIF): 1-year follow-up. Neurosurg Rev. 2019;42(3):753–61.

[7] Kim J, Heo DH, Lee DC, Chung HT. Biportal endoscopic unilateral laminotomy with bilateral decompression for the treatment of cervical spondylotic myelopathy. Acta Neurochir. 2021;163(9):2537–43.

[8] Ikuta K, Arima J, Tanaka T, Oga M, Nakano S, Sasaki K, et al. Short-term results of microendoscopic posterior decompression for lumbar spinal stenosis. Technical note. J Neurosurg Spine. 2005;2(5):624–33.

[9] Dommisse GF. The blood supply of the spinal cord. A critical vascular zone in spinal surgery. J Bone Joint Surg Br. 1974;56(2):225–35.